父母必读养育系列图书

冀连梅
儿童安全用药手册

冀连梅◎著

U0337504

北京出版集团公司
北京出版社

图书在版编目（CIP）数据

冀连梅儿童安全用药手册／冀连梅著. — 北京：
北京出版社，2019.3
ISBN 978-7-200-14743-8

Ⅰ．①冀… Ⅱ．①冀… Ⅲ．①小儿疾病—用药法—图
解 Ⅳ．①R720.5-64

中国版本图书馆CIP数据核字（2019）第037920号

冀连梅儿童安全用药手册
JI LIANMEI ERTONG ANQUAN YONGYAO SHOUCE
冀连梅 著
＊
北 京 出 版 集 团 公 司
北 京 出 版 社 出版
（北京北三环中路6号）
邮政编码：100120

网　　　　址：www.bph.com.cn

北 京 出 版 集 团 公 司 总 发 行
新 华 书 店 经 销
北京雁林吉兆印刷有限公司印刷
＊

720毫米×1000毫米　16开本　18.25印张　190千字
2019年3月第1版　2019年6月第2次印刷

ISBN 978-7-200-14743-8
定价：68.00元

如有印装质量问题，由本社负责调换
质量监督电话：010-58572393

前言

说起药师，大家容易联想到桃花岛上的黄药师，神通广大无所不能，但他毕竟是虚构的人物，不接地气；也容易联想到医院药房里面抓药的，街边药店里面卖药的，太接地气了反倒体现不出这个职业的技术含量。因此，当我在网络上写用药科普，回复家长们有关儿童用药的咨询时，尽管我已经写了7年多的时间、出版了2本科普书，尽管我一再强调自己是药师，尽管我的自媒体账号"冀连梅药师"已经有了几百万粉丝的关注量，但是仍然有无数人称我为"冀大夫"！因为在一般人看来，"抓药卖药"的人是没有能力为他们解答用药问题的。

实际上，药师能做的工作远不止抓药和卖药这么简单。药师的工作对于保障每一个患者的用药安全起着至关重要的作用。我曾经在美国药房工作过，当时主要职责之一就是确保医生开给患者的处方上的药品能安全、有效、经济地用到患者身上。在审核医生处方时，当看到处方上有不该开的药，我会建议医生不开；当看到处方上有开错的药，我会建议医生改写处方；当发现有疗效好又便宜的药，我会建议医生用物美价廉的药替换，帮患者节约药费。

尽管在当前国内不太完善的医疗环境下，药师想要真正像国外药师一样发挥作用还有很长的一段路要走，但我们至少能看到希望，因为最近几年，国家医改一直在朝着改变现状的方向努力着，所以我们才有机会在2018年7月10日出台的《医疗机构处方审核规范》中看到药师被赋予处方审核第一责任人的重任。药师是审核医生处方的第一责任人，这其实早就是国际惯例。术业有专攻，医生精医懂药，药师精药懂医，两个职业比较起来，药师比医生更懂药，尤其是更懂药品的具体用法用量和使用注意事项，所以药师才被赋予处方审核第一责任人的重任。

除了审核处方外，一个合格的药师还有指导患者科学用药的能力。通常在遇到以下困境时，关注我的家长们都会首先想到来网上咨询我的专业意见。

当他们带孩子看一次病，药开了一堆，有中药也有西药，看着一堆药犯难，担心一起吃会不会有什么不良反应时；当他们的孩子生病了想着多看几个医生以避免误诊，结果不同的医生各自开了一堆互不相同的药，看着一堆药犯难，不知道该吃哪个不该吃哪个时；当他们看完病匆匆忙忙取了药，到了家才想起忘记问该怎么吃，吃多久，以及注意事项是什么时；当他们不小心给孩子用错了药品、用错了药品剂量或者无意中孩子误服了成人药品不知道该怎么办时；当他们身边的七大姑八大姨总推荐给孩子尝试各种偏方、秘方、神奇保健品、海淘药品等，他们不知道这些产品是否安全有效，是否值得尝试时。

......

　　7年前，为了帮助家长们解答这些困扰，我开始毫无保留地写儿童安全用药的科普，一方面告诉家长们对用药永远心存敬畏，知道哪些药能吃，哪些药应该淘汰，哪些药不能滥用，哪些药可以居家常备；另一方面告诉家长们用药有讲究，细节决定疗效，提醒家长们关注各种药品使用中的细节以及注意事项。这样一写就是7年多，自媒体账号从零关注写到了200多万人关注，出版了2本科普书，在全国进行了上百场的科普讲座。

　　作为上有老下有小的中年职业女性，我努力平衡着女儿、妻子、妈妈、药师、科普作家、讲师等多重角色的工作，虽累但也快乐，毕竟是在做一件自己喜欢并热爱的、有价值、有意义的事情。无奈一个人的能力有限，做到极限也就只能帮到有限的人。

　　为此，2017年5月一个机缘巧合的机会，我创建了"问药师"平台，邀请海内外100多位药师和我一起写作用药科普，一起提供用药咨询，一起做直播课程，为更多的家长答疑解惑。

　　在将近2年的时间里，不少家长习惯了从医院看完病取了药回来，先到"问药师"上问一问自己信赖的专业药师才敢放心吃，养成了"看病找医生，吃药问药师"的习惯。甚至有不少家长更是把"问药师"团队里的药师当成了自家宝宝的"家庭药师"。

为了更好管理"问药师"这个团队，让这个平台可持续健康发展下去服务更多患者，也为了推动国民安全用药环境的改善，2018年3月，在纠结了大半年的时间后，我决定辞职创业，全身心投入科普写作和"问药师"的工作。

转眼1年的时间飞逝而过，我和"问药师"团队的药师们一起写作了200多篇的科普文章，直播了近百场的在线课程。这里，我要特别感谢郭琳药师和我一起合作手绘了几十篇的儿童安全用药知识卡，我把它们全部收录到了本书的附录中，也要感谢下面的药师和我一起合作直播间的课程，我把部分合作课程的精华内容也收录到了本书中。他们是：邓昂、裘怡欣、刘子琦、梅昕、李陆、刘宪军、罗恒、胡文娟、伍三兰、徐晓琳、贾月明、舒畅、宋智慧、张杨、郑鹏程、刘茂昌、周佳、温馨、申新田。

家长们通过和我们一起学习成长，已经有相当一部分人承担起了家庭中的"药师"角色，具备了循证用药的理念，有能力为自家孩子的用药安全进行把关。但同时，他们也有烦恼，常常会因为孩子的用药问题与家中的长辈发生冲突，很希望我写的用药知识能普及给照顾孩子的每一位家庭成员。为满足这一需求，在这本书中，我尽可能把知识点进行了提炼，力求做到家中的长辈以及照顾孩子的月嫂、育婴师等都能一看就懂，以减少家庭中因儿童用药引发的冲突。

当然，我写作这本书的主要目的并不是为了把家长们都培养成医生或药师，而是为了把家长们培养成理性的患者家属，当在与医生讨论孩子的病情和治疗方案时，可以有勇气不慌张地大胆提问：医生，这个药有什么证据证明它的疗效和安全性吗？从而有机会和医生一起讨论孩子的治疗药物选择。如果医生不能提供依据也不能合理解释用药选择时，家长们会有机会识别出不靠谱的医生。如果医生可以提供依据，或者尽管不能提供依据但能对自己的治疗药物选择做出耐心合理解释，家长们也能因为具备理性思维而不错过好医生。家长们要谨记，好的医患关系是彼此成就的。

7年多的儿童安全用药科普写作坚持下来，我深知在中国传播科普有多难。我写过有关利巴韦林（病毒唑）在育龄期人群滥用的100万+阅读量的文章，但利巴韦林滥用依然存在；我写过匹多莫德在儿童身上滥用的100万+阅读量的文章，甚至以一己之力推动药品监管部门修改了匹多莫德的说明书，改为此药禁用于3岁以下儿童，但此药在某些地方仍然被滥用。

身为女性和养育女孩的妈妈，我希望通过我们这一代人的努力，让我女儿她们这一代人以及随后的几代女人在准备成为妈妈的时候不用再担心踩进利巴韦林的坑，在她们养育自己孩子的时候不用再给孩子强喂匹多莫德。我知道这条科普路险阻且漫长，但因为现在有越来越多秉承循证用药理念的药师和我一起走，我相信心之所向，虽远必达。

冀连梅

2019.03.20于北京

目录

第一章

发烧、热性惊厥

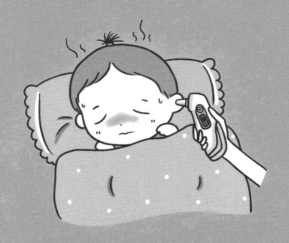

发烧

体温多高是发烧？

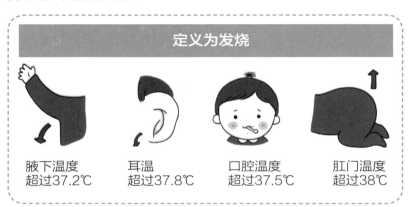

定义为发烧

| 腋下温度超过37.2℃ | 耳温超过37.8℃ | 口腔温度超过37.5℃ | 肛门温度超过38℃ |

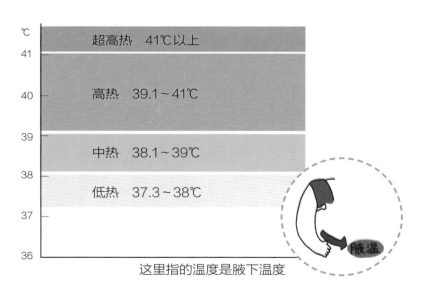

℃	
41	超高热　41℃以上
40	高热　39.1~41℃
39	
38	中热　38.1~39℃
37	低热　37.3~38℃
36	

腋温

这里指的温度是腋下温度

发烧、热性惊厥

感冒

咳嗽

急性喉炎

过敏性鼻炎

扁桃体炎

支原体肺炎

哮喘

便秘、腹泻

疱疹性咽峡炎与手足口病

皮炎、湿疹

疫苗

钙、铁、锌及维生素D的正确使用

海淘网红药

蚕豆病

药品的使用与保存

附录

发烧对人体一定有害吗？

不一定。发烧也是人体的自我保护机制之一，是人体在调动免疫系统对抗感染的过程中表现出来的一种症状。

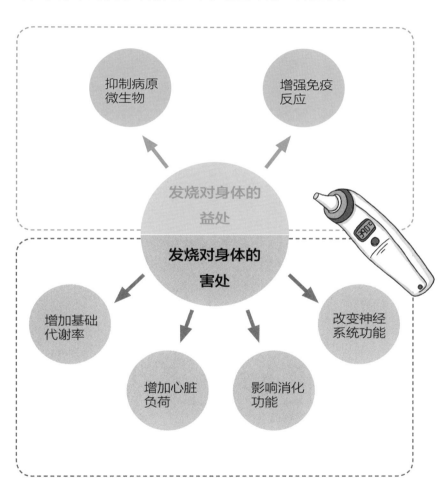

辩证地看待发烧

烧得越高越严重吗？

体温的高低与疾病的严重程度不成正比。每个人的体质不同，体温调节的敏感度也会不同。另外，体温高低也随着体质、年龄、昼夜、活动量不同而不同。

有的人轻微感冒体温就会升到很高，有的人即使患上严重感染也不见得有很高的体温。

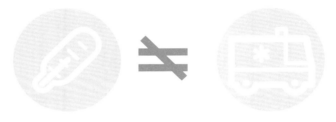

体温的高低　　　　　　　疾病的严重程度

影响体温高低的因素：
- 体质
- 年龄
- 昼夜
- 活动量

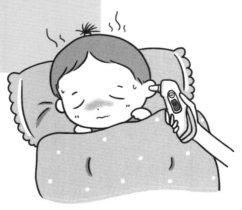

引起儿童发烧的常见疾病

普通感冒。发烧是孩子在普通感冒早期的主要表现，除了发烧，孩子还可能有打喷嚏、鼻塞、流鼻涕、咽痛、咳嗽等表现。

流行性感冒。主要症状包括发烧、咳嗽、头痛、肌肉酸痛等。通常体温可达39～40℃，还可伴有畏寒、寒战。

急性气管/支气管炎。起病初期常有类似感冒的症状，随后咳嗽逐渐加剧，咳嗽、咳痰一般持续2～3周。病毒感染是最常见的病因，通常可自愈。少部分由细菌感染引起，需要用抗生素治疗。

肺炎。发烧是肺炎的重要症状。可能还伴有咳嗽、喘息、呼吸增快、呼吸困难等症状。

幼儿急疹。由多种病毒引起。特征为3～5天的高烧后骤然退烧，随之出现皮疹，皮疹通常先发生于颈部和躯干，并蔓延到面部和四肢。皮疹通常持续1～2天后消失。

手足口病。由肠道病毒感染引起，通常表现为发烧、口腔或咽喉痛，孩子往往会出现拒食现象。皮疹常出现在双手、双足、臀部、腿部及手臂。

疱疹性咽峡炎。由肠道病毒感染引起，通常表现为高烧和口腔溃疡，常见厌食、呕吐和易怒等症状。口腔部位有疼痛感，可妨碍进食。

急性胃肠炎。表现为腹泻、恶心、呕吐、发烧、腹痛等。病因多为病毒感染，以轮状病毒、诺如病毒为常见。

5

发烧的家庭护理及用药

对于腋下温度超过38.5℃的孩子，可以考虑使用退烧药。使用退烧药的目的是缓解发烧带来的不适，以便孩子能正常饮食和睡觉，为对抗疾病补充足够的能量和保持体力。

孩子的腋温高于38.5℃，并出现明显不适时，家长可考虑给孩子用药物做退烧处理。

使用退烧药的目的：缓解儿童因发烧引起的不适
- 哭泣
- 烦躁
- 活动减少
- 胃口差
- 睡眠不安

38.5℃

当腋温在38.5℃以下时，推荐家长这么做，让孩子感觉更舒适：
- 房间温度23～25℃左右，湿度60%左右
- 少穿、少盖、少包裹
- 鼓励孩子多喝水
- 观察体温和精神状态变化

当孩子的腋温在38.5℃以下时，不推荐家长这么做：
- 冷水擦浴
- 冰水擦浴
- 酒精擦浴
- 捂汗

正常腋温（≤37.2℃）

退烧药的选择

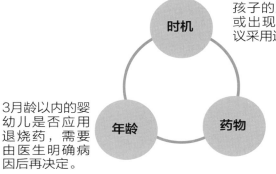

时机
孩子的腋温超过38.5℃或出现明显不适时，建议采用退烧药治疗。

年龄
3月龄以内的婴幼儿是否应用退烧药，需要由医生明确病因后再决定。

药物
世界卫生组织在全球范围内推荐的儿童安全退烧药：
● 对乙酰氨基酚
● 布洛芬

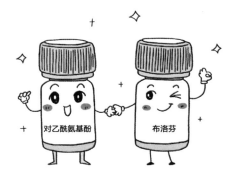

对乙酰氨基酚 布洛芬

对乙酰氨基酚的使用要点：
● 用于3月龄以上儿童
● 退烧效果与剂量成正比，但使用过量会引起肝毒性
● 单次剂量每千克（公斤）体重10～15毫克，必要时每4小时服1次，24小时不超过5次
● 蚕豆病患儿慎用

布洛芬的使用要点：
● 用于6月龄以上儿童
● 具有明显的解热镇痛作用，同时具有抗炎作用
● 单次剂量每千克体重5～10毫克，必要时每6小时服1次，24小时不超过4次
● 脱水症，肾脏功能不好的孩子不适用，哮喘孩子慎用

计算对乙酰氨基酚每次最大喂药用量的示例

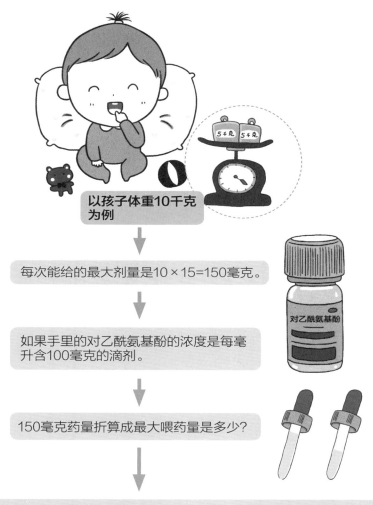

以孩子体重10千克为例

每次能给的最大剂量是10×15=150毫克。

如果手里的对乙酰氨基酚的浓度是每毫升含100毫克的滴剂。

150毫克药量折算成最大喂药量是多少?

150毫克÷100毫克＝1.5毫升
一个10千克重的孩子每次最大服用剂量是1.5毫升。

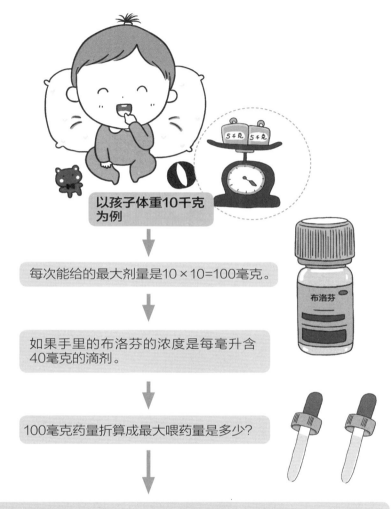

计算布洛芬每次最大喂药用量的示例

以孩子体重10千克为例

每次能给的最大剂量是10×10=100毫克。

如果手里的布洛芬的浓度是每毫升含40毫克的滴剂。

100毫克药量折算成最大喂药量是多少?

100毫克÷40毫克＝2.5毫升
一个10千克重的孩子每次最大服用剂量是2.5毫升。

热性惊厥

什么是热性惊厥？

热性惊厥是一种幼儿发烧时常见的并发症，通常在体温超过38℃时更容易发生，常常发生在发烧的第一天，也常常发生在体温骤然上升或者骤然回落的过程中。

热性惊厥常见于6个月～5岁的孩子，其中12～18个月的孩子最为高发。6月龄以前和3岁以后的孩子首次发作热性惊厥的情况并不常见，这时要警惕其他疾病。

热性惊厥的表现

热性惊厥发作时，孩子通常有这些表现：

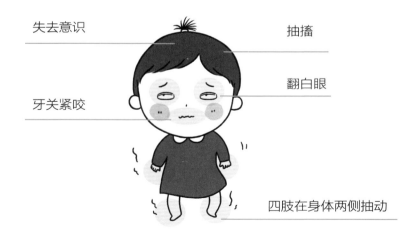

失去意识　　抽搐

翻白眼

牙关紧咬

四肢在身体两侧抽动

热性惊厥发作时的科学应对手段

正确的处理方法

● 保持镇静，解开孩子的衣物，避免衣物包裹过紧束缚孩子的手脚抽动。

● 把孩子侧躺放在平坦的地方，以防止嘴里的分泌物误吸进入气管。

● 移除周围障碍物和尖锐的危险物品，避免孩子在抽动过程中伤到自己。

● 如果孩子的嘴里流出呕吐物或者黏液，要及时清理。

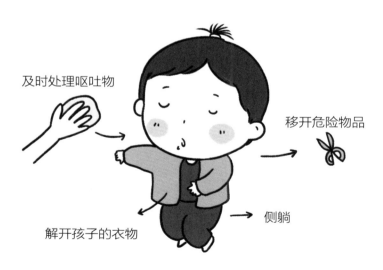

及时处理呕吐物

移开危险物品

解开孩子的衣物

侧躺

11

不正确的处理方法

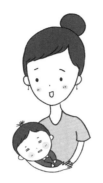
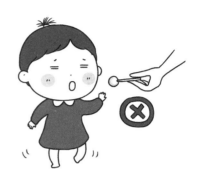

× 把孩子抱在怀里限制他手脚的抽动。

× 掐人中。

× 往孩子的嘴里塞东西。惊厥发作中的孩子不太会咬伤舌头，反倒是人为撬开牙齿塞进嘴里的手指、棉签、筷子、压舌板等物容易造成呼吸不通畅或者口腔损伤。

× 在惊厥发作过程中抱起孩子往医院跑。通常惊厥发作不会超过5分钟，如果是第一次发作，应发作停止后再去医院明确诊断。

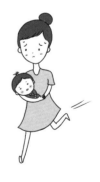

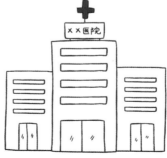

关于发烧的提问

Q: **半夜发烧超过38.5℃，用叫醒孩子吃退烧药吗？**

A: **一般不用。**

如果孩子熟睡，一般不用叫醒他服药。充足的睡眠是战胜疾病的重要因素。如果孩子因为高烧翻来覆去睡不踏实，可以用含对乙酰氨基酚的退烧肛门栓。

Q: **看错剂量了，给孩子吃了过量的退烧药怎么办？**

A: **第一时间看医生，由医生评估是否需要用解毒药。**

对乙酰氨基酚服用过量，达到中毒剂量时，可能会造成肝脏损伤，需要及时用乙酰半胱氨酸解毒。因此，应该第一时间带孩子去医院，拿上他所吃的药品，记住吃的量及什么时候吃的，以方便医生准确判断孩子药物过量的情况。布洛芬过量可能会造成肾脏损伤。所以，医生也可能会安排孩子做肝功能、肾功能的检查。

Q: **吃完退烧药吐了要不要再喂？量怎么掌握？**

A: **15分钟内补服同样的量，超过1个小时不用补服。**

如果孩子在吃完药后15分钟内将药吐出，需要补服1次，剂量和原来的一样。如果超过了15分钟，考虑到药物已经有部分吸收，可先观察1个小时是否退烧，再决定是否补服。超过服药时间1个小时发生的呕吐就不用补服了，因为药物已经大部分被吸收。

Q：热性惊厥会烧坏大脑吗？

A：绝大多数热性惊厥不会烧坏大脑。

绝大多数热性惊厥的发作时间不超过5分钟，有的甚至是几秒钟，极少数人会持续到15分钟。绝大多数热性惊厥不会烧坏大脑，也不会影响孩子的智力和将来的学习能力。但如果是复发性热性惊厥，则需要看医生，评估孩子大脑的损伤情况。

Q：哪些情况下容易复发热性惊厥？

A：⅓ 的孩子会复发，6岁以后不再犯。

有过热性惊厥的孩子中有⅓会复发，但热性惊厥为年龄自限性疾病，到了6岁以后就自愈了。

有下列情况的孩子容易复发：

● 首次发作时，体温还没达到38℃就惊厥了。

● 发烧与惊厥发作的时间间隔很短。

● 首次发作时年龄小于15个月。

● 直系亲属中有热性惊厥史。

第二章

感冒

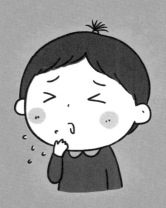

感冒是什么引起的?

什么是感冒

感冒是由病毒感染引起的上呼吸道感染性疾病。

感冒分普通感冒和流行性感冒（简称流感）两类。引起普通感冒的病毒有几百种，其中以鼻病毒最常见，还有冠状病毒、呼吸道合胞病毒、副流感病毒等。

引起流感的病毒有几十种。主要有甲型、乙型、丙型。因为引起流感的病毒毒力一般较强，所以感染后的并发症通常也比普通感冒严重，如病毒性心肌炎、肺炎等严重并发症。

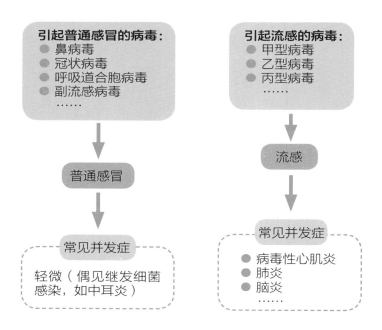

引起普通感冒的病毒：
- 鼻病毒
- 冠状病毒
- 呼吸道合胞病毒
- 副流感病毒
……

引起流感的病毒：
- 甲型病毒
- 乙型病毒
- 丙型病毒
……

普通感冒

流感

常见并发症

常见并发症

轻微（偶见继发细菌感染，如中耳炎）

- 病毒性心肌炎
- 肺炎
- 脑炎
……

普通感冒与流感的主要区别

普通感冒与流感的病因、症状都有不同，发生并发症的情况也不一样。

普通感冒与流感的比较

分类	普通感冒	流感
病因	由几百种普通感冒病毒引起	由几十种流感病毒引起
症状	流鼻涕，鼻塞，咽痛，咳嗽，打喷嚏，发烧（低烧居多）	浑身疼痛，发高烧，咳嗽
常见并发症	轻微（偶见继发细菌感染，如中耳炎）	较重（可能发生病毒性心肌炎）
预防方法	没有疫苗，日常卫生的预防	6月龄以下儿童：家庭成员和看护者接种流感疫苗 6月龄以上儿童：每年接种流感疫苗

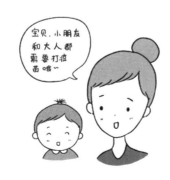

宝贝，小朋友和大人都需要打疫苗哦~

普通感冒

普通感冒的症状表现

普通感冒就是我们常说的感冒。孩子感冒时，早期的主要表现是发烧，此外，孩子还有打喷嚏、鼻塞、流鼻涕、咽痛、咳嗽等表现。多以局部症状为主。

普通感冒的治疗

普通感冒是一种可以自愈的上呼吸道病毒感染，不需要使用抗病毒药治疗，换句话说，没有有效的抗病毒药，只要对症支持治疗即可。如果没有继发细菌感染，不需要使用抗生素，因为抗生素对病毒没有作用。

普通感冒及并发症的用药

普通感冒是一种可以自愈的上呼吸道病毒感染

继发细菌感染引起：
- 中耳炎
- 鼻窦炎
- 扁桃体咽炎
- 气管炎
- 颈淋巴结炎
- 喉炎
- 咽后壁脓肿
- 肺炎
......

普通感冒的用药
- 只要对症支持治疗即可，比如，发烧使用退烧药
- 如果没有继发细菌感染，不需要使用抗生素

细菌感染的并发症出现时的用药
- 需要遵医嘱使用抗生素治疗
- 一旦使用抗生素，需要遵医嘱，做到足剂量、足疗程

预防普通感冒的方法

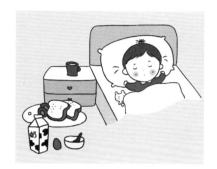

保证孩子获得均衡的营养、充足的睡眠。

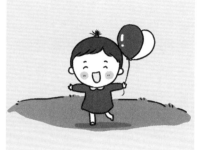

天气好时，及时通风换气，降低室内病毒的浓度，同时让孩子能够适应气温变化，增强自身抵抗力。

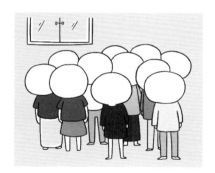

远离感冒人群。少带孩子到人群密集、通风不好的室内公共场所，如商场、剧院。

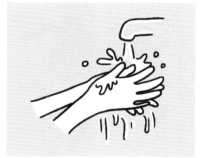

注意个人卫生。孩子要勤洗手，大人外出回来后，要先洗手、洗脸再和孩子接触。

发烧、热性惊厥

感冒

咳嗽

急性喉炎

过敏性鼻炎

扁桃体炎

支原体肺炎

哮喘

便秘、腹泻

手足口病与疱疹性咽峡炎

湿疹、皮炎

疫苗

钙、铁、锌及维生素D的正确使用

海淘网红药与药品的使用

蚕豆病

药品的保存

附录

流行性感冒

流行性感冒的主要症状表现

　　流行性感冒简称流感。流感的主要症状表现以全身症状为主，包括发烧、咳嗽、头痛、肌肉酸痛等。通常发烧的体温可达39~40℃，还可伴有畏寒、寒战。

流感的治疗

如果没有并发症：治疗重点也是对症支持治疗，缓解症状

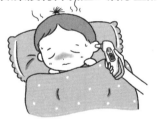

● 发烧时使用退烧药退烧

如果有并发症：确诊为流感，并且伴有肺炎或病情严重时

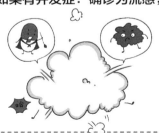

● 可使用抗病毒药治疗，如磷酸奥司他韦等药
● 抗流感病毒治疗应在症状出现后尽快开始，最好在48小时内使用
● 至少用药5天

预防流感的方法

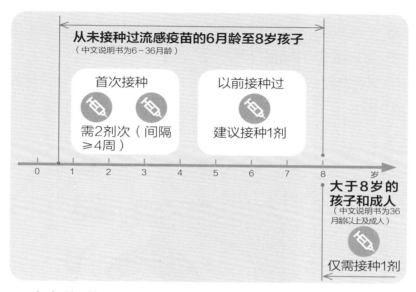

从未接种过流感疫苗的6月龄至8岁孩子
（中文说明书为6～36月龄）

首次接种
需2剂次（间隔≥4周）

以前接种过
建议接种1剂

0 1 2 3 4 5 6 7 8 岁

大于8岁的孩子和成人
（中文说明书为36月龄以上及成人）

仅需接种1剂

每年按时接种流感疫苗。

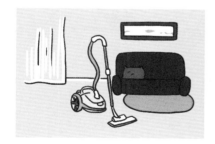

养成良好的卫生习惯，勤洗手，居室保持清洁，每天开窗通风。

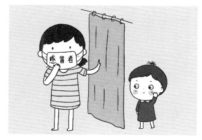

注意隔离。流感高发期尽量不去人员密集的室内公共场所。家里有人感冒要避免与孩子接触。

如何护理感冒的孩子？

孩子若只是轻微流鼻涕，偶尔咳嗽几声，精神状态较好，烧退下来后能正常吃饭、玩耍、睡觉，通常不急于去医院看医生，可以试着在家护理2~3天。

尽管普通感冒和流感的症状表现不尽相同，但护理手段大同小异。

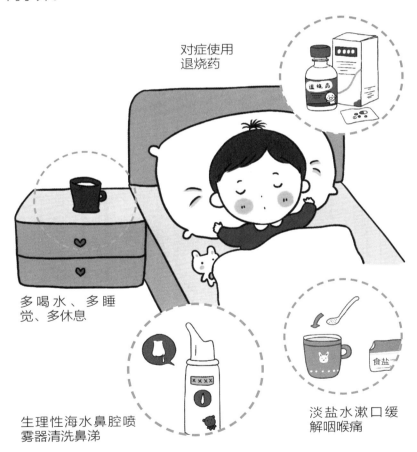

对症使用
退烧药

多喝水、多睡
觉、多休息

生理性海水鼻腔喷
雾器清洗鼻涕

淡盐水漱口缓
解咽喉痛

关于感冒的提问

Q：复方感冒药和退烧药可以一起吃吗？

A：通常不推荐。

儿童退烧药通常含单一成分的对乙酰氨基酚。而儿童用的复方感冒药如氨酚烷胺颗粒、氨酚黄那敏颗粒、酚麻美敏混悬液等药中往往含有对乙酰氨基酚。

在服用单一成分的对乙酰氨基酚时，不要同时服用上述复方感冒药，否则可能会因重复用药导致对乙酰氨基酚过量，造成孩子肝损伤。因此，服药前一定要仔细核对药物成分，避免含相同有效成分的药品被叠加服用。

Q：中药是不是没有不良反应？

A：任何一种药都有不良反应。

许多家长有这样的认识误区，认为中药效果好，而且没有不良反应，可以放心服用。因此，在孩子感冒后，有的家长便按照上一次感冒的药方去中药房照方抓药，或者选择在家中常备一些治疗感冒的小中药来服用。事实上，中药也是药，是药三分毒，任何一种药都有不良反应。对于药品说明书上写着不良反应"尚不明确"的中药应该拒绝使用，这类药的临床安全性研究数据不充分，不要拿自己的孩子当试药的"小白鼠"。

Q：吃感冒药的同时要给孩子吃消炎药吗？

A：只有感冒合并或者继发细菌感染时才需要吃抗生素。

通常人们误以为抗生素就是消炎药，事实上抗生素是抗菌类药物，只对细菌感染引起的炎症有作用，对病毒引起的炎症无效。由于儿童各器官发育不成熟，病情变化快，孩子感冒时，家长不能掉以轻心，要细心观察病情变化，一旦症状加重或出现其他并发症，要及时去看医生明确诊断。只有感冒合并或者继发细菌感染时，才需要在医生的处方下吃抗生素，即大家俗称的消炎药，如阿莫西林、头孢、阿奇霉素等。

Q：为什么流感疫苗每年都要接种？

A：流感病毒发生基因突变的频率很高。

流感病毒发生基因突变的频率很高，每一年流行的病毒类型都可能不同，这是产生季节性流感及每年都需要接种流感疫苗的根本原因。

世界卫生组织（WHO）通过开展全球性监测，监控流感病毒的变异，并根据监测结果，每年2月和9月分别针对北半球和南半球下一个流感季节的流感疫苗候选株进行预测性推荐，疫苗生产厂家根据推荐生产疫苗。因此，每年流感疫苗所含的配方都不一样，流感疫苗需要每年接种。

通常接种流感疫苗2~4周后可产生具有保护力的抗体，6~8个月后抗体滴度开始衰减。因此，推荐在每年10月份流感疫苗上市、11月份流感季节来临之前给孩子接种，才能起到更好的保护作用。

第三章

咳嗽

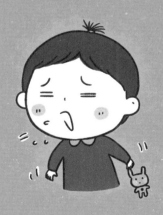

什么是咳嗽?

咳嗽是病吗?

咳嗽本身不是一种疾病,是很多种疾病都会表现出来的一种症状,是呼吸道遇到刺激后的自我保护现象。反复咳嗽要看医生明确病因,针对引起咳嗽的疾病本身进行治疗,不能单纯为了止咳而给孩子服用止咳类药物。如果是细菌感染引起的咳嗽,需要使用抗生素;如果是过敏引起的咳嗽,需使用抗过敏药物;若是病毒性感冒引起的咳嗽,没有有效的药物消除病因,需耐心等待自身的免疫力将病毒清除后逐渐自愈。

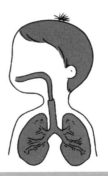

咳嗽是呼吸道遇到刺激后的自我保护现象,引起咳嗽的原因很多。

| 病毒感染 | 细菌感染 | 过敏 | 支原体感染 | 结核杆菌感染 |

......

咳嗽的分类

按咳嗽持续时间分类，咳嗽可分为3类：急性咳嗽、亚急性咳嗽和慢性咳嗽。

分类	时间	原因
急性咳嗽	<2周	通常由普通感冒、流感和急性气管/支气管肺炎等引起
亚急性咳嗽	2~4周	通常为感染后咳嗽、支原体感染、衣原体感染或百日咳等引起
慢性咳嗽	>4周	引起慢性咳嗽的常见原因为咳嗽变异性哮喘、上呼吸道咳嗽综合征、胃食管反流性咳嗽和气道异物等

感冒好了，为什么还咳嗽？

因为咳嗽是感冒的常见症状之一，往往也是最后一个消失的症状，当呼吸道感染的急性期症状消失后，咳嗽仍然持续，多表现为刺激性干咳或咳少量白色黏液痰，通常持续2~8周，称为感染后咳嗽。

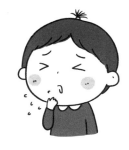

痰液是如何产生的？

● 呼吸道正常情况下也会分泌黏液。

● 黏液对于保护呼吸道发挥了重要作用。

● 感染导致呼吸道黏液增多,与病原体和坏死呼吸道细胞组成痰液。

咳嗽有助于清除痰液

感冒引起的咳嗽是身体对感冒病毒入侵的一种防御手段,帮助清除呼吸道分泌的痰液, 反倒容易避免进展为肺炎等更严重的疾病, 所以国外有这样的一句话来形容咳嗽的积极意义, 即 "咳嗽是肺的看门狗"。

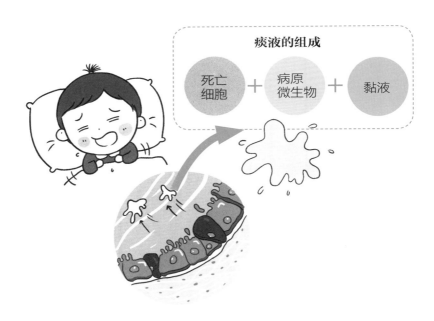

痰液的组成

死亡细胞 ＋ 病原微生物 ＋ 黏液

咳嗽如何区别病因不同而用药？

黏痰不易咳出时使用化痰药

    如果是黏痰不易咳出引起的咳嗽，可以对症选用单一成分化痰的药，它们的作用是增加分泌物排出量，降低分泌物的黏稠度，增强纤毛的清除功能。

常用的化痰药品种
愈创甘油醚糖浆、氨溴索糖浆、乙酰半胱氨酸颗粒、溴己新片、羧甲司坦片等。

化痰药的使用原则

    化痰药能不用尽量不用，确实需要使用时要注意观察，痰液消退后要及时停药。

过敏引起的咳嗽使用抗过敏药

抗过敏药	
第一代抗过敏药	第二代抗过敏药
马来酸氯苯那敏、苯海拉明、异丙嗪、赛庚啶，常规不推荐儿童使用。	西替利嗪：＞6个月的孩子可用。 氯雷他定：＞2岁的孩子可用。 左西替利嗪：＞6个月的孩子可用。 地氯雷他定：＞6个月的孩子可用。

雾化治疗

普通感冒一般不需要雾化治疗。

当孩子出现以下情况时，可能需要在医生处方下进行雾化治疗

严重咳嗽（吐奶、无法入睡）

分泌物黏稠、不易咳出

气道过于敏感

合并喘息、急性炎症

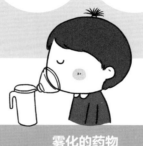

雾化的药物

雾化器里装的药物	作用
生理盐水	湿润呼吸道和稀释药物
沙丁胺醇、异丙托溴铵、特布他林等	支气管扩张
吸入用布地奈德混悬液等	消炎作用的激素成分

需要强调的是，雾化治疗的这几种药物都是处方药，需要医生根据孩子的病情开写处方，在医生的指导下使用，家长不要自己购买药物给孩子做雾化治疗。

必要时使用抗生素

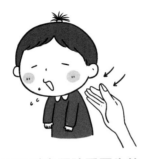

要及时去医院看医生的情况

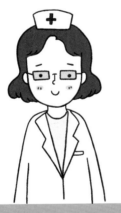

咳嗽时间过长

咳嗽加深

咳嗽加重

呼吸明显增快

成串的剧烈咳嗽

呼吸困难

"喘憋"现象

抗生素

由医生根据病情来诊断是否需要使用抗生素。必须使用抗生素时，不要盲目拒绝。

发烧、热性惊厥

感冒

咳嗽

急性喉炎

过敏性鼻炎

扁桃体炎

支原体肺炎

哮喘

腹泻、便秘

手足口病与疱疹性咽峡炎

湿疹、皮炎

疫苗

钙、铁、锌及维生素D的正确使用

海淘网红药

蚕豆病

药品的使用与保存

附录

31

咳嗽的居家护理

轻微咳嗽的应对

对于普通感冒引起的轻微咳嗽，不需要特殊处理，只需对症护理。只有当咳嗽影响到孩子睡眠、饮食、玩耍、学习时，才需要进行治疗。护理手段包括：

6个月~1岁
多喝温热的流食，如温水、温汤。

6岁以上
可使用润喉含片或止咳糖浆。

6个月以内
少量多次喂母乳或配方奶粉。

1~6岁
可服用正规厂商生产的蜂蜜2~5毫升。

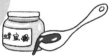

因鼻涕倒流引起的咳嗽

1岁以内：滴鼻/吸鼻
先滴几滴无菌生理盐水到鼻腔里，等鼻涕或鼻痂软化后，用吸鼻器吸出鼻涕

1~6岁：喷鼻
使用生理性海水鼻腔喷雾器喷鼻，每个鼻孔喷1~3喷，每天喷3~5次

6岁以上：洗鼻
使用生理盐水直接冲洗鼻腔，去除鼻涕、病菌和各种过敏原

居家护理要点

● 饮食上避免辛辣刺激食物，但不必忌口，只要不过敏，鱼、虾、肉、蛋、奶都可以正常食用。

● 咳嗽跟呼吸的空气有很大关系。如果空气太脏，霾太重，或者是空气太干燥，孩子就咳得厉害。所以，在家里护理孩子时，如果天气好，应多开门窗通气，使屋里的空气保持清新流通；如果天气不好，建议使用空气净化器来改善室内的空气质量。

● 如果室内空气干燥，要用加湿器增加室内湿度，使湿度保持在60%左右。湿度太大也不行，容易使房间滋生霉菌。

● 让孩子吸入水蒸气的方式也有助于缓解咳嗽。睡前在浴室内放会儿热水，待水蒸气充满浴室，把孩子抱进去尽可能多待一些时间，让呼吸道通过多吸入水蒸气获得充分的湿润。

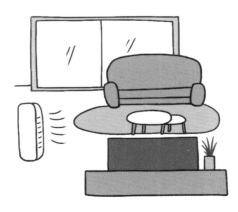

为什么夜里咳嗽比白天厉害？

情况一： 鼻涕倒流

孩子感冒时，鼻涕会增多。白天站着或坐着时，鼻涕会流出来。而夜间睡觉时，鼻涕会倒流到咽喉部，刺激咽喉，引发咳嗽加重。如何解决这个问题？

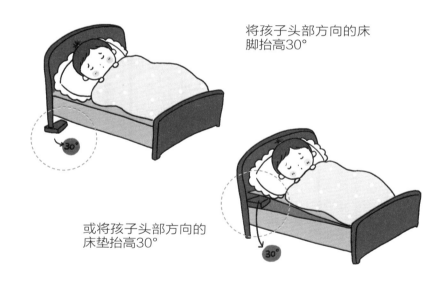

将孩子头部方向的床脚抬高30°

或将孩子头部方向的床垫抬高30°

情况二： 过敏导致

如果是过敏导致的咳嗽，夜间由于过敏产生的炎性因子组胺分泌得多，导致咳嗽加剧。

关于咳嗽的提问

Q：止咳糖浆可以给6岁以下儿童服用吗？

A：不建议给6岁以下儿童喝止咳糖浆。

不建议给6岁以下儿童服用止咳糖浆，因为止咳糖浆疗效有限且在6岁以下儿童中不良反应大。

咳嗽是呼吸道自我保护的现象，不应强行止咳。

Q：雾化治疗副作用大吗？

A：雾化副作用比口服药小。

雾化治疗是局部给药方式，能使药物直接作用于引发咳嗽的气道和肺部，进入全身的药量微乎其微。所以，雾化治疗比口服药的副作用小。

Q：咳嗽会咳成肺炎吗？

A：不会。

孩子咳嗽，家长最大的担心就是怕转成肺炎，这是对咳嗽的认识误区。我们常说，咳嗽不是一种疾病，而是一种症状，在这种症状背后，有一系列引起咳嗽的病因，比如感冒、哮喘、肺炎等，肺炎只是引起咳嗽的病因之一。感冒或者哮喘等病因引起的咳嗽是不可能咳成肺炎的，但是孩子咳嗽持续加重，或长时间没有好转，就需要看医生，评估这个咳嗽是否是由肺炎引起的。

Q：把痰咽到肚子里会导致咳嗽加重吗？

A：不会。

年龄较小的孩子有痰吐不出来，痰咳到嘴里就给咽到肚子里通过消化道排出，这种情况很常见。产生痰的地方是呼吸道，痰被吞下后进入的地方是消化道，不是一个地方，所以不会导致咳嗽加重。

第四章

急性喉炎

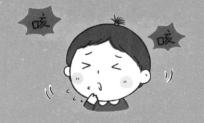

认识急性喉炎

什么是急性喉炎？

急性喉炎是好发于冬春季的儿科急症之一，以6个月～3岁的孩子为主，2岁左右的孩子多见。

急性喉炎绝大多数是由病毒感染引起的，不需要使用抗生素。只有极少数可能是细菌感染所致，需要使用抗生素。

急性喉炎的典型症状

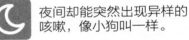

急性喉炎最典型的症状

白天只是有点发烧、咳嗽。

夜间却能突然出现异样的咳嗽，像小狗叫一样。

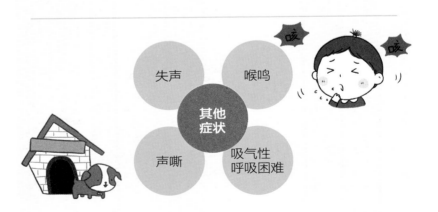

失声　　喉鸣　　**其他症状**　　声嘶　　吸气性呼吸困难

如何及时发现急性喉炎?

刚开始时往往和普通感冒类似,有鼻塞、轻微的咳嗽,发烧等症状。

相关症状往往在起病3~4天达到高峰。

继而可能出现类似于狗叫的刺耳性咳嗽、声音嘶哑,甚至完全说不出话、哭不出声音。出现喘鸣音及呼吸困难,面色或口唇发紫,非常烦躁或嗜睡。

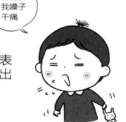

妈妈,我嗓子干痛

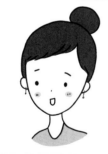

大一点的孩子常常只表现为局部炎症,而不出现发烧等全身症状。

 白天症状一般较轻。

 夜间入睡后症状加重。

由于病情进展非常快,所以一旦发现孩子有上呼吸道感染症状的同时有类似犬吠一样的"喵喵"咳嗽声或声音嘶哑等,要及时带孩子去医院就诊。

急性喉炎的治疗与用药

治疗的关键

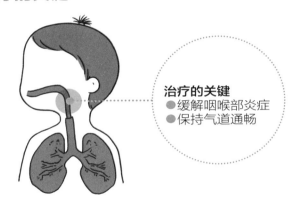

治疗的关键
● 缓解咽喉部炎症
● 保持气道通畅

如果治疗及时有效，喉梗阻常在0.5～1天后逐渐减轻，并大多在3天左右消失，需要长时间住院治疗的情况并不多见。

治疗时需要家长配合的地方

● 安抚好孩子。因为哭闹躁动可加重呼吸窘迫和气道梗阻的程度。

● 雾化吸入治疗时，最好让孩子采取坐姿，也可采用半坐位。雾化过程中要注意观察孩子的面色、神志、反应，一旦发生异常，应立即停止雾化并采取相应措施。雾化后应及时清洗掉脸上的药液，同时用生理盐水或温开水漱口。

● 保持孩子的屋里空气湿润、清新，气流通畅。在孩子睡觉的房间放置加湿器，相对湿度控制在60%左右，不要在孩子身边吸烟。

● 发烧时合理使用退烧药，给孩子补充足够的液体。

● 饮食清淡易消化，宜选用流质或半流质的食物，如米粥、汤面等，忌食辛辣刺激、煎炸、干硬的食物。

● 注意口腔卫生，早晚刷牙，饭后漱口。

● 密切观察病情的变化。由于某些急性传染病如麻疹、水痘、猩红热等的前期常有类似急性喉炎的表现，在发烧1~2天后，要注意观察孩子的口腔黏膜和皮肤有无斑疹出现，舌头有无杨梅舌样改变等。

● 治疗期间尽量让孩子少说话、少哭闹，让声带得到休息。

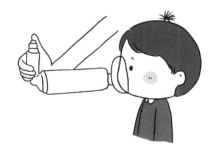

雾化吸入治疗

关于急性喉炎的提问

A：不要谈激素色变而盲目拒绝使用。

激素治疗在急性喉炎控制中占有重要的地位。症状轻者可口服强的松或者地塞米松，呼吸困难缓解后可停药。对于伴有喉梗阻者，医生会采用雾化激素。对于喉梗阻明显或者感觉气道分泌物较多者，还会静脉输注激素。短期小剂量使用激素有利于迅速控制病情，不会对孩子的健康造成不良影响。

A：不要自己给孩子服用止咳药物。

对于喉炎患者，尤其是喉、气管、支气管炎患者，当气道分泌物较多或比较稠厚时，如果使用中枢性镇咳药过度止咳，可能阻止咳嗽反射，从而影响分泌物的排出，因此不建议自行加用止咳药。中药止咳糖浆可能含有属于中枢镇咳成分的阿片类物质，因此止咳糖浆也不宜使用。

第五章

过敏性鼻炎

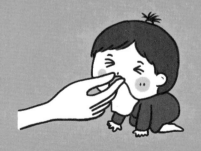

认识过敏性鼻炎

什么是过敏性鼻炎？

过敏性鼻炎是一种非常常见的疾病，大约每10个中国人中就有一两个人患有此病。患病率发达国家高于发展中国家，城市高于农村，儿童高于成人。

过敏性鼻炎是过敏体质的人接触过敏原后导致多种免疫活性细胞和细胞因子参与产生的鼻黏膜非感染性过敏性炎症。过敏性鼻炎患者常伴有鼻窦的炎症，所以，近年来将此病统称为过敏性鼻炎及鼻窦炎。

过敏性鼻炎的病因

过敏性鼻炎就是过敏体质的人接触过敏原后反复出现的慢性炎症，这种炎症的产生是因为过敏，和感染无关。

那什么是过敏呢？过敏是指在某些情况下，某些人的身体对正常的体外物质产生的不正常反应，这些正常的体外物质包括：

● 食物。（比如海鲜）

● 皮肤接触物。（刺激性的洗护用品、烫发染发剂等）

● 吸入物。（花粉、尘螨等。春季的过敏主要和树木花粉有关，秋季的过敏主要和蒿草、葎草花粉有关）

过敏性鼻炎的发生过程

 免疫系统不成熟
（比如婴幼儿）

 免疫系统失调
（比如过敏体质的人）

正常的体外物质

 尘螨　 霉菌（真菌）　 宠物皮屑　 花粉

看成破坏身体功能的"异物"（即过敏原），进而启动免疫反应而产生抗体（IgE）。

 抗体会留在身体里。

身体再次接触到过敏原，抗体就会结合过敏原，在这个结合的过程中释放炎性物质。

导致身体出现流鼻涕、打喷嚏、鼻子痒、鼻子堵等症状。

　　过敏反应本质上是一种病态的免疫反应，所以又被称作变态反应，这就好理解为什么在一些医院看过敏性鼻炎要挂变态反应科的号了。

导致过敏性鼻炎的原因

过敏性鼻炎是一种由基因与环境共同作用而诱发的多因素疾病。

基因遗传

过敏性鼻炎有显著的遗传性，有个人或家族过敏史的孩子患过敏性鼻炎的风险明显增加。

环境因素

常见过敏原包括尘螨、动物皮屑、真菌及花粉等。过敏原刺激肥大细胞释放炎性介质，导致最初的过敏症状。组胺是早期反应阶段的关键介质，可以引起流涕、鼻痒、喷嚏等典型症状。

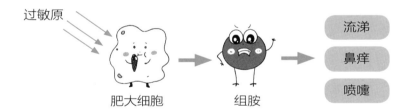

过敏原　　　　肥大细胞　　　　组胺　　　　流涕　鼻痒　喷嚏

其他因素

- 出生在过敏季。
- 生命早期使用抗生素。
- 1岁前暴露在吸烟的环境中。
- 出生后第一口奶是配方奶。

过敏性鼻炎的表现

鼻部表现：流鼻涕，打喷嚏，鼻塞，鼻痒。

症状表现

眼睛表现：眼睛红肿、发痒、流泪。

季节性过敏性鼻炎：与季节过敏原（如花粉等）有关。

发生频率

常年性过敏性鼻炎则与常见过敏原（如尘螨等）相关。

轻度过敏性鼻炎：症状轻微，能够忍受，睡眠、日间活动等未受影响。

严重程度

中重度过敏性鼻炎：发作时喷嚏、鼻痒、鼻涕和鼻塞4项症状中有两项以上，症状无法忍受，睡眠、日间活动受到影响。

过敏性鼻炎的常见认识误区

听信偏方，追求根治

过敏性鼻炎无法根治，可以控制症状，但经常在网上、微信上看到号称"永不再犯的治鼻炎偏方"，其实这些偏方都不靠谱。

我们来看看为什么这些所谓"根治"的药方经不起推敲。

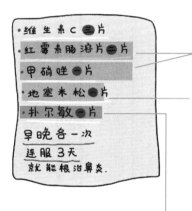

红霉素和甲硝唑属于抗生素，过敏性鼻炎属于非感染性疾病，用抗生素治疗无效，而且滥用抗生素还会耐药。

地塞米松属于激素，过敏性鼻炎属于慢性炎症，用激素治疗有效，但仅限于鼻腔局部使用的喷鼻激素，剂量比口服的剂量小得多，常规不会推荐使用口服或者注射这样全身给药的方式治疗过敏性鼻炎。滥用口服激素可能引起骨质疏松等全身副作用，危害更大。

扑尔敏（氯苯那敏）虽是过敏药，但不推荐使用这类嗜睡副作用大的药，尤其是儿童。

拒绝激素

很多家长都不敢给孩子用激素，谈激素色变，有些家长宁愿相信虚假宣传的所谓不含激素的"祖传秘方"，都不愿正规使用激素鼻喷剂，岂不知很多"秘方"偷偷加了激素，剂量不可控，危害更大。

激素鼻喷剂不只是我国治疗过敏性鼻炎的一线药物，在国外也是首选的一线药物。它的副作用十分轻微，主要局限在口鼻周围。

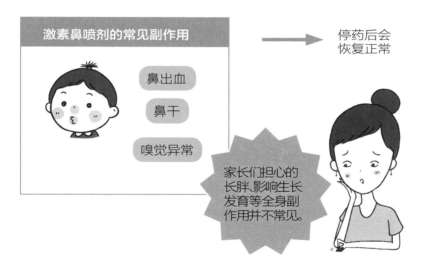

激素鼻喷剂的常见副作用
鼻出血
鼻干
嗅觉异常
停药后会恢复正常
家长们担心的长胖、影响生长发育等全身副作用并不常见。

滥用减充血剂

有的家长给孩子在国外淘来了滴鼻剂，但却发现越滴鼻塞越严重，这是因为里面含有减充血剂萘甲唑啉。含有这种成分的药是不能长期用的。

萘甲唑啉是减充血剂，通过收缩鼻黏膜血管的作用缓解鼻塞，它短期使用效果立竿见影，但连续使用超过7天就可能使症状反弹，还存在发生药物性鼻炎的风险，导致鼻腔干燥、鼻黏膜萎缩，造成永久伤害。我们熟知的老药鼻眼净、滴鼻净的有效成分就是萘甲唑啉。类似不能长期使用的成分还有羟甲唑啉、赛洛唑啉。

不能长期使用的另一类减充血剂是麻黄碱，呋麻滴鼻剂里的有效成分就是它，长期使用可能引发药物性鼻炎，导致血管失去弹性而萎缩，一些家长认为相对安全的中药滴鼻剂里其实也含有麻黄碱。

> 减充血剂，短期使用效果明显，但连续使用超过7天就可能使症状反弹，还存在发生药物性鼻炎的风险
>
> 萘甲唑啉　　羟甲唑啉　　赛洛唑啉　　麻黄碱

置之不理

由于过敏性鼻炎的发病率高，大家对鼻塞、打喷嚏、流鼻涕的症状又习以为常，有的家长以为过敏性鼻炎除了有点难受，不会有大问题，就不去管它了。

孩子一旦确诊患有过敏性鼻炎，应当积极采取有效的护理和治疗方法。如果早期忽视了治疗，将来有可能诱发多种难缠的疾病，比如支气管哮喘、慢性鼻窦炎、分泌性中耳炎等。

过敏性鼻炎的治疗

非药物治疗

避免接触过敏原

过敏性鼻炎的治疗是一个系统工程，需要综合治疗管理，各个环节都要照顾到，光指望药物是不可能达到良好控制的。

过敏性鼻炎虽然无法根治，但可以通过综合管理的手段控制它，和它和平共处。

过敏性鼻炎是由过敏原诱发的，因此，综合治疗管理的基础便是避免接触过敏原，忽视这一环节，再好、再贵、再有效的药物都无能为力。

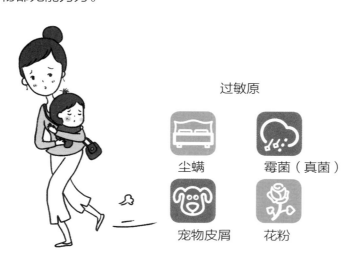

过敏原

尘螨　　　　霉菌（真菌）

宠物皮屑　　花粉

51

发烧、热性惊厥
感冒
咳嗽
急性喉炎
过敏性鼻炎
扁桃体炎
支原体肺炎
哮喘
便秘
腹泻、手足口病与疱疹性咽峡炎
皮炎、湿疹
疫苗
钙、铁、锌及维生素D
海淘网红药的正确使用
蚕豆病
药品的使用与保存
附录

花粉、尘螨、霉菌（真菌）、宠物皮屑是造成过敏性鼻炎的四大主要过敏原。分别防护如下：

过敏类型	特点	预防方法
尘螨过敏	在室内和床上症状重，叠被时明显	填充类物品经常拿到阳光下晾晒。外罩类床品每周1次用70℃以上的水烫洗。定期使用床上除螨仪除螨
花粉过敏	春季和秋季是高发期。春季以树木花粉为主，秋季以蒿草花粉为主	过敏季节出门戴口罩，避免在室外晾衣物。外出回家后换衣服、洗手、洗脸、洗鼻子
霉菌（真菌）过敏	容易滋生在花盆和浴室中	家中不养花，定时清洗浴室角落及浴室垫。及时清除室内积水
动物皮屑过敏	猫狗等动物的皮屑因为体积小，可以在空气中长时间悬浮	尽量不在室内养宠物。如果家里养了宠物，要勤给宠物洗澡

清洗鼻腔

每天1~2次用盐水冲洗鼻腔是治疗过敏性鼻炎廉价且有效的方法。

盐水冲洗鼻腔的好处

● 可以将鼻腔分泌物和过敏原（如花粉、尘螨等）从鼻腔清洗出去。

● 改善鼻黏膜细胞功能，使鼻腔分泌物更容易排出，避免堵塞在鼻腔，引起鼻塞。

● 保持鼻腔湿润，否则鼻腔黏膜过于干燥时会更脆弱。

● 生理性盐水长期使用对鼻黏膜没有损伤，不用担心它的副作用。

婴幼儿清洗鼻腔的方法

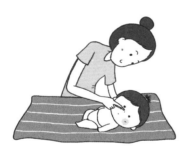

1.将头部倾向一侧，将喷嘴轻轻插入上侧鼻孔；按压喷嘴，出水1~2次；撤出喷嘴，使盐水在鼻腔内停留数秒。
2.将头倾向另一侧，在另一侧鼻孔中重复该动作。
3.擤鼻子。
4.每次使用后，用温水洗净喷嘴，并晾干。

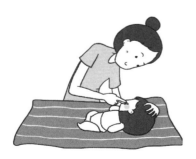

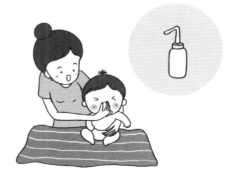

盐水冲洗鼻腔操作要点

1.清洗双手。

2.冲洗前先擤鼻涕，防止鼻涕阻塞水流。

3.将适量煮沸过的自来水、蒸馏水或者无菌水加入洗鼻器，再按照比例加入冲洗盐。医院和药店里有成品的洗鼻器和盐包出售，用于配制冲洗盐的水温要与体温相当。不要直接用自来水配置，因为使用未煮沸过的自来水冲洗有导致寄生虫感染的危险。

煮沸过的自来水、蒸馏水或者无菌水

医院和药店里有成品的洗鼻器和盐包出售

4.将冲洗器出水口插入一侧鼻孔，侧头并身体略向前倾。水从一个鼻孔进，另一个鼻孔出，冲洗的过程中用嘴呼吸。

5.冲洗完盐水要立刻弯腰低头到膝盖3次左右，把鼻窦里残留的盐水控出来，才算整个冲洗过程结束。

特别提示

● 鼻腔冲洗仅适用于4岁以上的儿童。

● 4岁以下儿童建议使用生理性海水鼻腔喷雾器。

● 更小的孩子可用棉签浸盐水湿润鼻腔。

药物治疗

药物治疗的原则

1.激素鼻喷剂是目前治疗过敏性鼻炎最有效的一线药物，对缓解鼻塞症状尤其有效，在说明书推荐剂量下使用副作用少。

2.对于间歇性或轻度的过敏性鼻炎，如果不想使用激素，可以有下面的选择。

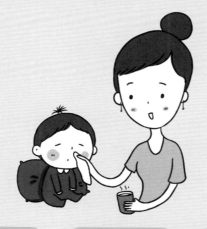

可规律使用或按需使用以下药物

抗组胺鼻喷剂如氮卓斯汀、左卡巴斯汀。

二代的口服抗组胺药。

色甘酸钠的鼻喷剂，这类药作用较弱，需要一日多次给药，但安全性好，比较适合用于儿童。

发烧、热性惊厥

感冒

咳嗽

急性喉炎

过敏性鼻炎

扁桃体炎

支原体肺炎

哮喘

便秘

腹泻、手足口病与疱疹性咽峡炎

皮炎

湿疹、

疫苗

钙、铁、锌

及维生素D

的正确使用

海淘网红药

蚕豆病

药品的使用与保存

附录

3.如果单用激素鼻喷剂不能有效地控制症状，优先选择加用抗组胺的鼻喷剂，或者考虑加口服抗组胺药及减充血剂。

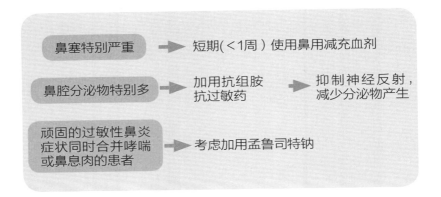

4.如果同时合并过敏性结膜炎，优先选择用抗组胺的滴眼液（如奥洛他定），而不是口服抗组胺药。

5.提倡提前预防用药。特别对于季节性过敏性鼻炎的患者，每年的四五月份和八九月份容易有鼻炎的表现，可以提前2周采用抗组胺药、肥大细胞膜稳定剂色甘酸钠、激素鼻喷剂等进行预防性治疗，一直坚持到过敏季节结束。

6.治疗过敏性鼻炎时，不推荐刚开始就使用一种以上的药物，但是对于症状比较严重的患者，可以选择被证实的联用有效的治疗方案。此时应在耳鼻喉专科医生的具体评估下遵医嘱用药。

治疗过敏性鼻炎的常用药物

类型	特点	具体药名
糖皮质激素鼻喷剂	第一代	布地奈德
	第二代	丙酸氟替卡松、糠酸氟替卡松、糠酸莫米松
抗组胺鼻喷剂		氮卓斯汀、左卡巴斯汀
口服抗组胺药	第一代	苯海拉明、氯苯那敏
	第二代	氯雷他定、西替利嗪、酮替芬非索非那定、地氯雷他定、左西替利嗪
肥大细胞膜稳定剂		色甘酸钠
白三烯受体拮抗剂		孟鲁司特钠
减充血剂		减充血鼻喷剂：羟甲唑啉
		减充血—抗组胺联合制剂：新康泰克、氯雷伪麻

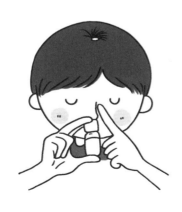

激素鼻喷剂的作用及使用要点

● 激素鼻喷剂是目前治疗过敏性鼻炎最有效的药物，对于缓解鼻塞症状尤其有效。在推荐剂量下使用副作用很少。无论国内还是国外，它都被作为一线治疗药物推荐。

● 糠酸莫米松、布地奈德和丙酸氟替卡松国内都被批准用于儿童。这3种药物在国外也同样可以用于2岁以上儿童。

● 在激素鼻喷剂使用前，用生理性海水鼻腔喷雾器清洗或生理性海水盐冲洗鼻腔，因为如果有鼻涕或鼻痂阻挡药物，可能造成治疗的失败。

● 使用激素鼻喷剂时，瓶身直立或可稍侧向鼻翼，保持头部微微前倾，喷完药避免头部马上仰回来，因为这会导致药物从鼻子流到喉咙。

● 喷的时候配合轻轻用鼻吸气，吸气力度类似于轻闻花香，不要用力吸。如果有药液流到喉咙，吐出去而不要咽下去。

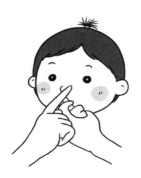

常用激素鼻喷

鼻用糖皮质激素	常用成人剂量/每个鼻孔	常用儿童剂量/每个鼻孔
一代		
布地奈德 64微克/喷（雷诺考特）	2喷，一天1次（或1喷，一天2次）。最大使用剂量一天2喷	1喷，一天1次（≥6岁）。最大使用剂量1喷，一天1次（国内说明书儿童≥6岁同成人）
二代		
丙酸氟替卡松 50微克/喷（辅舒良）	2喷，一天1次（或1喷，一天2次）。维持剂量：1喷，一天1次（≥12岁）。最大使用剂量2喷，一天2次	1～2喷，一天1次（4～11岁）。最大使用剂量2喷，一天1次
糠酸氟替卡松 27.5微克/喷（文适）	2喷，一天1次。维持剂量：1喷，一天1次（≥12岁）。最大使用剂量2喷，一天1次	1喷，一天1次（2～11岁）。最大使用剂量2喷，一天1次
糠酸莫米松 50微克/喷（内舒拿）	2喷，一天1次。维持剂量：1喷，一天1次（≥12岁）。最大使用剂量4喷，一天1次	1喷，一天1次（2～11岁）。最大使用剂量1喷，一天1次（国内说明书3～11岁）

以布地奈德鼻喷剂的步骤图解

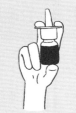

步骤1 将瓶身摇晃数秒钟。像图1那样握住瓶身。首次启用请按动数次。如果停止使用超过14天，请清洁喷头后朝空气中喷两下，直到看见药液喷出。

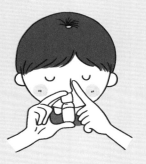

步骤2 首先清洁鼻腔，擤出鼻涕。将喷头插入鼻孔（不应插太深），用手指堵住另外一侧鼻孔，轻轻低头以使鼻喷朝向鼻子后部。

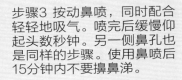

步骤3 按动鼻喷，同时配合轻轻地吸气。喷完后缓慢仰起头数秒钟。另一侧鼻孔也是同样的步骤。使用鼻喷后15分钟内不要擤鼻涕。

步骤4 用干净的纸巾清洁喷头，盖好瓶盖将瓶身直立放置。

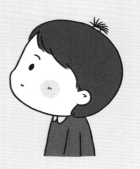

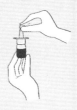

激素鼻喷剂的剂量和疗程

一般而言，从该年龄段的最大推荐剂量开始治疗，超过最大推荐剂量不会增加疗效，因此不建议超量使用。规范的治疗疗程是用药不少于2周。医学上有个说法叫"最低炎症持续状态"，也就是说起始用药后只是表面控制了炎症，但其实炎症仍继续存在，通常需要坚持用药2～4周后复查1次。医生会根据患者的症状改善程度调整用药。

对于症状轻微、不经常发作的过敏性鼻炎，或已知对某种物质过敏的患者来说，可以规律或者按需使用激素鼻喷剂。

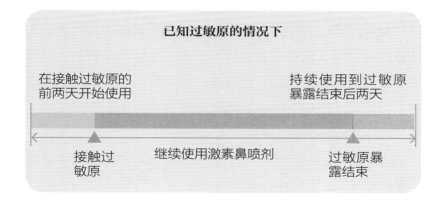

激素喷雾剂的副作用

● 鼻出血、头痛、嗅觉异常等局部副作用常见。

● 长胖、影响生长发育等全身副作用不常见。

● 在用药的过程中要注意监测孩子的生长发育，万一出现全身副作用要及时停药。

抗过敏药的使用

抗过敏鼻喷剂	抗过敏口服药
常用的有左卡巴斯汀、氮卓斯汀等。抗过敏鼻喷剂起效迅速，可以按需使用，但是疗效稍差，用后有苦味，因为体验较差而限制了它的使用。	常用的有氯雷他定、西替利嗪、酮替芬、左西替利嗪、非索非那定、地氯雷他定等。白三烯受体拮抗剂——孟鲁司特钠。

脱敏治疗

此种疗法属于特异性免疫治疗，基本原理是选择导致病人致敏的过敏原，通过舌下或皮下长期多次给予少量的过敏原提取物，使患者逐渐对此过敏原产生耐受，从而减轻临床症状。目前国内有皮下、舌下两种治疗方法，主要针对尘螨过敏。皮下免疫治疗的疗效优于舌下免疫治疗。

脱敏治疗主要针对疾病比较严重的，或者常年持续性过敏性鼻炎且用其他治疗药物无效的患者。

它的不足之处在于

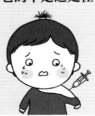

费用高，可能发生全身及局部不良反应。

治疗时间长：常常需要3年左右的时间。

预防过敏性鼻炎

预防过敏性鼻炎的措施

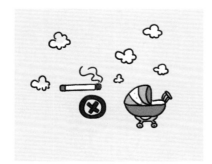

宝宝1岁之前远离有重度吸烟者的环境。

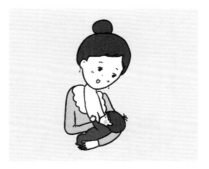

尽可能母乳喂养，尤其是第一口奶尽可能是母乳。配方奶粉最好在1岁以后再添加。

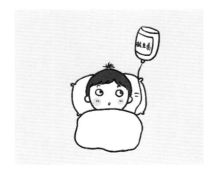

普通发烧感冒不要使用抗生素，需要使用抗生素时要按疗程规范使用。

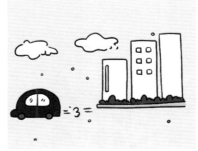

雾霾天气或户外粉尘多的天气外出时要戴上口罩。

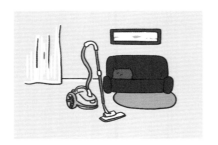

居室内经常使用吸尘器除尘，减少灰尘接触。

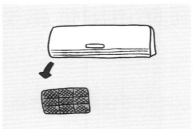

经常清理空调中的过滤网。

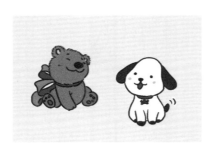

家中不备毛绒玩具，不养宠物。

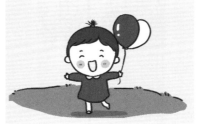

适度运动锻炼身体。

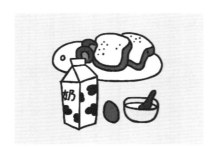

多样化饮食、均衡营养，提高身体的免疫力。

关于过敏性鼻炎的提问

Q：怎么分清是感冒还是过敏性鼻炎？

A：感冒伴有发烧、头痛等全身症状，1周左右症状消失。

过敏性鼻炎和感冒都会有鼻痒、打喷嚏、流鼻涕、鼻塞等症状。区别它们主要看两点：

1.感冒还常伴发烧，头痛等全身症状。

2.感冒渐渐发病，1周左右症状会消失；过敏性鼻炎发病快，只要过敏原存在，症状就会一直存在，如果过敏原消除，症状也就会立即消失。

Q：过敏性鼻炎会发展成哮喘吗？

A：过敏性鼻炎是哮喘的一个高危因素。

过敏性鼻炎和哮喘的关系非常密切，常同时存在，过敏性鼻炎先于哮喘发生，是哮喘的一个高危因素，因此现在提出了"一个呼吸道，一种疾病"的概念。

据统计，80%的哮喘患者同时也是过敏性鼻炎患者。因此，治疗过敏性鼻炎也可以控制哮喘，可以减少哮喘的反复发作，甚至可以避免哮喘的发作。

Q：过敏性鼻炎可以根治吗？

A：目前还没有根治办法。

过敏性鼻炎是过敏体质人的免疫系统对外来过敏原的过度反应，目前还没有根治办法。虽不能根治，但通过综合管理，可以控制发作，减少复发。

第六章

扁桃体炎

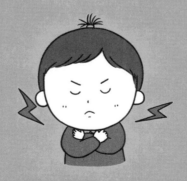

扁桃体为何总发炎?

儿童扁桃体和扁桃体炎

让孩子抬头看天花板,张大嘴巴,说"啊"或"呃",这时用手电筒照向孩子的咽部,就会看到咽部的两边分别有一个粉红色、橄榄样的组织,它们像两个门神一样守卫着咽喉,这就是扁桃体。

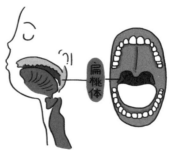

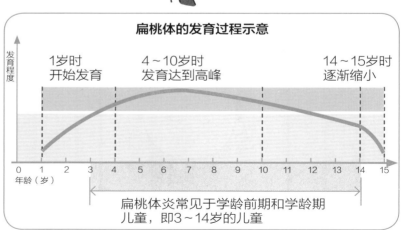

扁桃体的发育过程示意

发育程度

| 1岁时
开始发育 | 4~10岁时
发育达到高峰 | 14~15岁时
逐渐缩小 |

0 1 2 3 4 5 6 7 8 9 10 11 12 13 14 15
年龄(岁)

扁桃体炎常见于学龄前期和学龄期儿童,即3~14岁的儿童

由于扁桃体处于咽喉的门户位置，所以大部分病原体进入人体时，最先碰到的就是它们。它们是免疫系统的一部分，正常情况下，它们负责制造对抗感染的白细胞和促进免疫的有益物质。但当病原体泛滥成灾，超出了它们的工作强度，它们就会发炎肿大，我们称之为扁桃体炎。

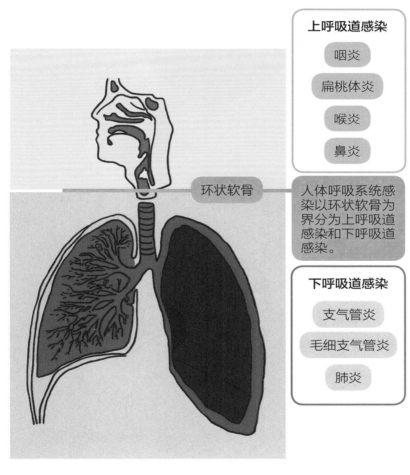

上呼吸道感染

咽炎

扁桃体炎

喉炎

鼻炎

环状软骨

人体呼吸系统感染以环状软骨为界分为上呼吸道感染和下呼吸道感染。

下呼吸道感染

支气管炎

毛细支气管炎

肺炎

儿童扁桃体炎的病因

引起儿童扁桃体炎的常见病原体为：

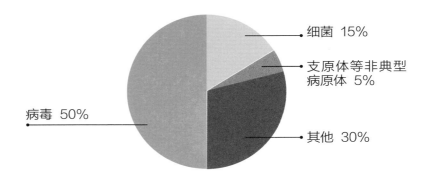

细菌 15%

支原体等非典型病原体 5%

病毒 50%

其他 30%

儿童扁桃体炎的症状

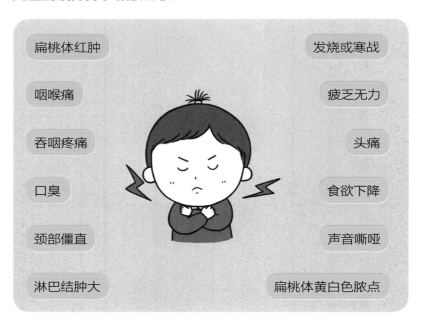

扁桃体红肿

咽喉痛

吞咽疼痛

口臭

颈部僵直

淋巴结肿大

发烧或寒战

疲乏无力

头痛

食欲下降

声音嘶哑

扁桃体黄白色脓点

儿童扁桃体炎的用药

对因治疗＆对症治疗

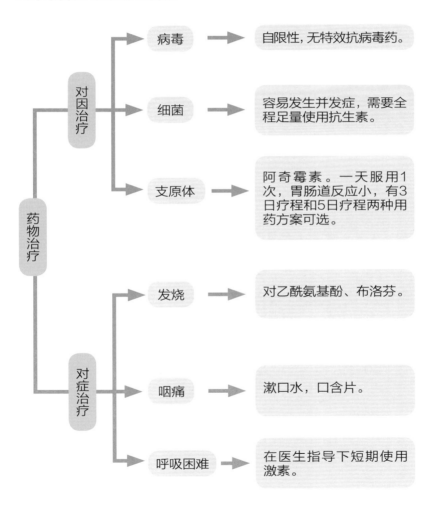

药物治疗

对因治疗
- 病毒 → 自限性，无特效抗病毒药。
- 细菌 → 容易发生并发症，需要全程足量使用抗生素。
- 支原体 → 阿奇霉素。一天服用1次，胃肠道反应小，有3日疗程和5日疗程两种用药方案可选。

对症治疗
- 发烧 → 对乙酰氨基酚、布洛芬。
- 咽痛 → 漱口水，口含片。
- 呼吸困难 → 在医生指导下短期使用激素。

治疗细菌性扁桃体炎常用的抗生素

细菌引起的扁桃体炎中，最常见的细菌是链球菌，因此在使用抗生素治疗时，青霉素类是比较好的选择，治疗费用便宜。

对于青霉素过敏的孩子，则可以首选口服头孢类药物，也可选用林可霉素类。

细菌性扁桃体炎的用药

药物类型	药物名称
青霉素类	阿莫西林、阿莫西林克拉维酸
头孢类	一代：头孢氨苄、头孢羟氨苄、头孢拉定
	二代：头孢克洛、头孢呋辛、头孢丙烯
	三代：头孢地尼、头孢克肟、头孢泊肟
林可霉素类	克林霉素

扁桃体炎的其他治疗药物

咽痛剧烈影响睡眠或高烧时：
短期用对乙酰氨基酚、布洛芬等。

局部治疗：
漱口水、口含片等。较大孩子可以使用复方氯己定含漱液、复方硼砂溶液等进行漱口。

扁桃体肿大导致上呼吸道阻塞：
使用糖皮质激素（如布地奈德、泼尼松、甲泼尼龙等）减轻扁桃体肿大导致的炎症。

儿童扁桃体炎的家庭护理方法

家庭护理方法

温盐水漱口

    这是最有效、最常见的护理方法。温水有舒缓的作用，盐则可以帮助杀死病毒或细菌，有助于减轻炎症，适用于6岁以上儿童，6岁以下儿童如果还没掌握正确漱口的技巧，通常不推荐使用这种护理方法。

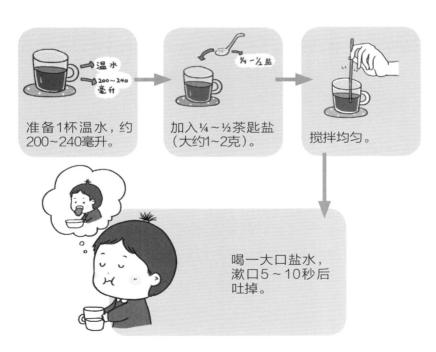

准备1杯温水，约200~240毫升。

加入¼~½茶匙盐（大约1~2克）。

搅拌均匀。

喝一大口盐水，漱口5~10秒后吐掉。

增加抵抗力

多吃富含维生素C的水果，有助于提高身体对感染的抵抗力。

缓解疼痛

● 1岁以上儿童可食用蜂蜜以缓解咽喉疼痛。5岁或以上儿童和青少年可吮吸含有蜂蜜等黏性物质成分的硬糖。

● 严重的咽痛患者建议喝偏凉的液体或含服冰冻的液体(如冰块或冰棒)补充水分。

生活护理

● 用加湿器使居室湿度保持在60%左右。加湿器建议使用纯净水并每日换水，及时清洗，避免产生霉菌。

● 病毒性扁桃体炎可通过眼泪、鼻涕等分泌物传染，孩子的水杯、餐具、毛巾等不要与家人共用。

安排好饮食

● 以清淡、易吞咽饮食为主，暂时忌口精制加工的食品及容易引起过敏的食品，辛辣煎炸、坚硬的食品。

● 食物品种应多样，以保证营养均衡。

● 多食用膳食纤维含量高的食物，以保证大便通畅。

扁桃体，切不切？

什么是扁桃体切除术？

扁桃体切除术是指完全或部分去除扁桃体的手术，有时会同时切除腺样体，特别是孩子存在呼吸睡眠紊乱时，医生通常会建议扁桃体合并腺样体切除。

哪些情况需要做扁桃体切除术？

● 2岁以上无其他健康问题的腺样体、扁桃体肥大，出现阻塞性睡眠呼吸暂停的孩子。

● 反复发生咽喉感染且程度严重的孩子，即1年内感染发作不低于7次，2年内每年感染发作不低于5次，3年内每年感染发作不低于3次的孩子。

要提醒家长的是，部分扁桃体相关疾病会随着年龄的增长而自然缓解，对于仅轻度或中度扁桃体发炎的孩子，通常不建议做扁桃体切除术。

哪些情况不建议做扁桃体切除术？

腭咽部存在异常

● 腭裂。

● 神经系统或神经肌肉系统异常导致腭部功能异常。

● 咽腔过宽。

血液系统存在问题

孩子存在血液系统问题，并接受过贫血或凝血功能障碍的治疗，家长需要将包含下列内容的资料交给医生，以便医生全面评估孩子是否能做手术。

● 孩子的完整住院病历。

● 孩子的既往用药史。

● 孩子的食物和药物过敏史。

● 孩子最近一次的血液系统检验结果。

处于急性感染期

孩子处于急性感染期时不建议进行手术，尤其是除了扁桃体局部感染，呼吸道其他部位也存在感染症状引发的咽炎、感冒等，都不利于手术的进行。

手术过程

1.扁桃体切除术通常需要全身麻醉，通过气管插管帮助孩子在手术过程中进行呼吸。手术期间孩子处于无意识状态，不会感觉到疼痛。

2.手术一般在0.5~1小时内完成，手术结束后孩子即可苏醒，通常不超过5分钟，苏醒后需在麻醉恢复室继续观察0.5~1小时。当晚如果没有异常出血或发烧，第二天即可出院。

扁桃体切除术后的护理

术后护理怎么做？

严密观察是否有出血

　　孩子清醒后需采取半卧位，头偏向一侧，以便口腔分泌物流出，并可减轻头部充血及创口出血。如发现孩子的口中不时有鲜血或血凝块吐出，或有频繁的吞咽动作，面色苍白，说明伤口有出血现象，需立即联系医生，采取止血措施。如果只是少量的血丝，是正常现象。

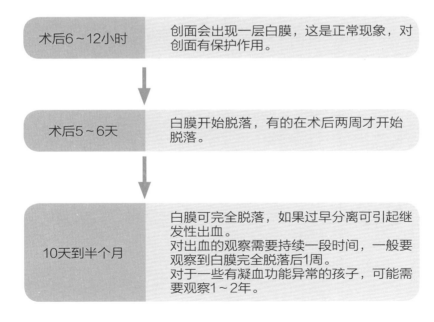

术后6~12小时	创面会出现一层白膜，这是正常现象，对创面有保护作用。
术后5~6天	白膜开始脱落，有的在术后两周才开始脱落。
10天到半个月	白膜可完全脱落，如果过早分离可引起继发性出血。 对出血的观察需要持续一段时间，一般要观察到白膜完全脱落后1周。 对于一些有凝血功能异常的孩子，可能需要观察1~2年。

注意呼吸是否顺畅

孩子做完手术后，需在麻醉恢复室继续观察0.5～1小时，经过评估确定安全后才可以送回病房。但是有的孩子有可能再度出现呼吸不畅，如发现孩子呼吸用力，或明显呛咳，嘴唇青紫时，要及时通知医生。

缓解术后疼痛

首选止痛药物是对乙酰氨基酚或布洛芬，如果对乙酰氨基酚、布洛芬等药及其他方法都无法解决疼痛时，可考虑使用阿片类强效止痛药物。

正确处理术后恶心、呕吐

恶心、呕吐在麻醉苏醒后早期是很常见的，有时还会因此导致脱水。

 呕吐时，注意让孩子保持侧卧位，避免误吸。

 吐后及时漱口，避免刺激到伤口而加重疼痛。

 孩子呕吐时用力过度有可能会导致伤口出血，如发生这种情况需要通知医生进行处理。

 如呕吐内容物过多，要及时给孩子补充水分，以免脱水，如孩子无法摄入足够的水分，可考虑输液补充。

合理限制术后饮食

<table>
<tr><td colspan="2" align="center">**术后饮食注意事项**</td></tr>
<tr><td>术后6～12小时</td><td>不宜食用带渣食物、水果及果汁。</td></tr>
<tr><td>术后12～24小时
以内</td><td>全麻术6小时后，可进食冷饮或偏凉的流质食物，如冰淇淋、豆奶、藕粉类等。饭后要漱口，保持口腔清洁，预防术后扁桃体窝发生创面感染。</td></tr>
<tr><td>术后24小时～1周以内</td><td>术后第二天开始"三多"

多讲话（避免大喊）　多漱口　多进食（少量多餐）

食物宜为温凉半流质，如稀饭、烂面条等，要少量慢咽。24小时后可以正常刷牙，但不宜过度用力。</td></tr>
<tr><td>术后1周～半月</td><td>应食用软食，如软饭，忌食有鱼刺、骨头的食物。手术创面的白膜完全脱落后方可正常进食。</td></tr>
</table>

合理限制术后运动

通常建议术后两周避免竞技性体育运动，学龄儿童尽量不参加学校体育课。在孩子可以正常饮食并且体能恢复到正常水平时再返校上课。

重视术后情绪安抚

术后的前几天，孩子可能会出现一定的情绪焦虑和睡眠紊乱，有术前焦虑的孩子表现更为明显。家长可以通过精神抚慰来缓解孩子的这些症状。

手术后1～2天正确处理发烧的方式

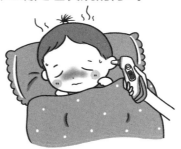

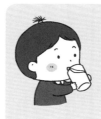
通常体温不会超过38℃，只要多喝水，基本可以自行消退。

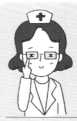
如果体温持续上升，孩子出现寒战、四肢发冷、精神萎靡症状，家长要及时通知医生。

由于给孩子服用的止痛药（对乙酰氨基酚或布洛芬）有退烧作用，因此，在发现孩子出现以上症状时，家长应先通知医生，不可自行用药。

预防呼吸道感染

在扁桃体切除后的早期，有些孩子容易发生呼吸道感染，所以一定要做好预防工作，避免孩子接触呼吸道感染者。

关于扁桃体炎的提问

Q: **扁桃体炎一定要使用抗生素吗？**

A: **只有细菌性扁桃体炎才需要使用抗生素。**

大多数扁桃体炎是病毒引起的，主要是感冒病毒。只有20％的扁桃体炎由细菌及非典型病原体引起。因此，扁桃体发炎不一定要使用抗生素。

对于病毒性急性扁桃体炎目前没有有效的杀灭病毒的药物，并且常为自限性。疾病的自限性就是疾病在发生、发展到一定程度后能自愈，不需特殊治疗，只需对症治疗或不治疗，靠自身免疫力就可痊愈。

Q: **有什么办法可以缓解术后疼痛？**

A: **合理使用止痛药，吃流食，多喝水。**

术后的疼痛主要来自咽喉部，相当一部分孩子从咽喉到耳朵都会痛，而且耳痛甚至会超过咽喉痛。典型的疼痛一般为中到重度疼痛，可持续7～14天。家长可以合理使用止痛药物帮助孩子缓解疼痛，如对乙酰氨基酚或布洛芬。

此外，创面湿润对疼痛的控制也很重要。术后要给孩子摄入充足的水分，同时鼓励孩子吃无渣、无刺激性的流质食物，以保持伤口局部足够湿润。术后2小时内要以偏凉的流质食物为主，需慢慢吞食。

目前没有证据证明口腔灌洗液、漱口水、口腔喷雾能缓解疼痛，术中或术后针灸能减轻疼痛的证据也有限。

Q：病情见好是否可以停用抗生素？

A：不可以，要用足疗程。

一旦医生诊断为细菌性扁桃体炎并开了抗生素，就应该遵医嘱坚持一个完整的疗程，每天按时按次吃。不可在孩子吃药两三天后症状缓解就自行停用，这样做有潜在筛选耐药细菌的风险，导致抗生素的疗效会被削弱。

首选的抗生素如果控制不住病情，还可能需要在医生指导下使用治疗强度更高的抗生素。

Q：全麻对孩子的大脑发育有影响吗？

A：不会影响大脑发育。

全身麻醉是把麻药直接作用于人体的中枢神经系统，人体进入深度睡眠状态。一般来说，全麻在作用于大脑、脊髓等中枢神经时对其影响并不大，处于可接受、可恢复的程度。

2016年12月，美国食品药品监管局（FDA）发布警示：对于3岁以下儿童，重复多次应用或长时间使用全麻药物，对胎儿、儿童大脑发育的风险较大。扁桃体切除手术通常在0.5～1小时内完成，不是"重复多次或长时间"地使用麻醉剂，因此家长不用过分担心麻药的副作用。

第七章

支原体肺炎

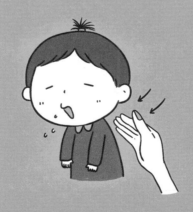

认识支原体肺炎

什么是支原体肺炎？

支原体肺炎是指由肺炎支原体感染引起的非典型肺炎。儿童支原体肺炎多发于学龄期的孩子，近年来，5岁以下儿童感染增多。

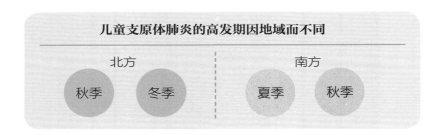

儿童支原体肺炎的高发期因地域而不同

北方

秋季　冬季

南方

夏季　秋季

支原体肺炎是如何传染的？

支原体肺炎是通过空气飞沫及直接接触进行传染的，在幼儿园和学校高发。

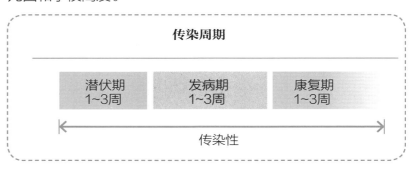

传染周期

潜伏期 1~3周	发病期 1~3周	康复期 1~3周

传染性

支原体肺炎有哪些症状？

主要症状

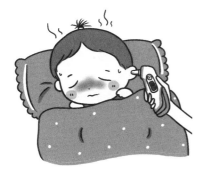

发烧
- 多数孩子会出现中度到高度的发烧。
- 部分低烧或不发烧。
- 部分有怕冷、头痛、胸闷等症状。

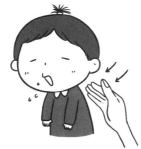

咳嗽
- 刚开始是阵发性的干咳。
- 少数有黏痰。
- 随后咳嗽会逐渐加剧。
- 病程可持续2周甚至更长。

如何确诊

三者结合确诊

 影像学检查

 实验室检查

 症状表现

最常见的影像学检查中，家长往往担心辐射问题。其实X光胸片的辐射量不大。鉴于支原体肺炎早期症状表现不明显，因此必要时应遵医嘱做检查。

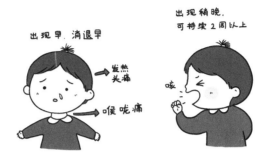

头痛、发烧、喉咙痛出现的时间稍早，持续时间1周左右；咳嗽出现的时间稍晚，但持续时间可达2周甚至更长时间；实验室的肺炎支原体抗体阳性培养结果可能持续5周甚至更长时间，单凭实验室化验结果不能诊断疾病。

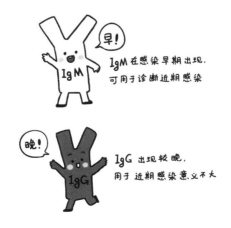

如何治疗?

治疗原则

普通感染首选大环内酯类抗生素治疗（如阿奇霉素、红霉素类等），难治性或重症支原体肺炎可能需要加用糖皮质激素及支气管镜治疗。大多数孩子在使用抗生素治疗后的2～3天开始出现好转。

三种常用药物的比较

克拉霉素
15毫克/千克/天，分2次给药（最大日剂量1克）。连续用药10日以上。

阿奇霉素
医生会根据病情采用以下3种用药方案。

红霉素
30～40毫克/千克/天，分4次给药（最大日剂量2克）。连续用药10日以上。

方案一：3日疗法
均采取10毫克/千克/天，每日给药1次。

方案二：5日疗法
第1日10毫克/千克（首剂加倍）单次给药（最大剂量500毫克）第2日开始5毫克/千克，单次给药（最大剂量250毫克），持续4天。

方案三：3日疗法后
停药4天，再重复第二个疗程。

如何护理患病的孩子？

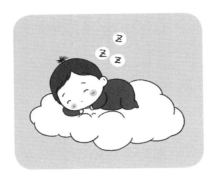

充分休息，减轻不适。

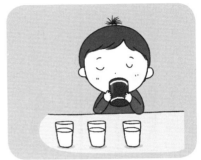

少量多次喝水，保证摄入足量的水。

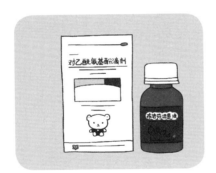

用对乙酰氨基酚或布洛芬缓解疼痛和发热引起的不适。

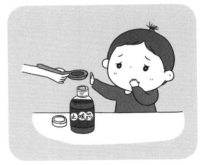

避免用止咳药。

　　如果用药2天后仍没有好转，要及时就医复诊，重新评估病情。

如何预防？

日常生活中的预防

● 经常用肥皂和水给孩子洗手，这是预防感染传播的最佳方法。

● 尽量避免带孩子到人员密集、空气流通不好的公共场所。

● 居室经常通风换气，保持室内空气清新。

● 均衡饮食，加强锻炼，提高孩子的自身免疫力。

● 在支原体肺炎高发季节注意防寒保暖。当周围有较多孩子感染时，尽量避免接触患病的孩子。

接种疫苗

市场上没有肺炎支原体疫苗，可以选择接种的疫苗

肺炎球菌疫苗

流感病毒疫苗

发烧、热性惊厥

感冒

咳嗽

急性喉炎

过敏性鼻炎

扁桃体炎

支原体肺炎

哮喘

腹泻、便秘

手足口病与疱疹性咽峡炎

湿疹、皮炎

疫苗

钙、铁、锌及维生素D的正确使用

海淘网红药

蚕豆病

药品的使用与保存

附录

关于儿童支原体肺炎的提问

Q：得过一次支原体肺炎还会再得吗？

A：还可能会。

肺炎支原体具有传染性，通过飞沫和直接接触传播。在流行季节，如果孩子的机体免疫力低，还可能会再次感染疾病。

Q：支原体肺炎痊愈后需要复查支原体抗体吗？

A：不需要。

孩子的支原体肺炎痊愈后，没有必要再去复查支原体是否为阳性，因为支原体抗体转阴不是支原体感染痊愈的判断指标。

Q：感染痊愈后支原体仍呈阳性需要继续吃药吗？

A：不需要。

支原体感染的痊愈判断应结合临床症状、影像学表现及实验室检查结果综合判断，不需要强求支原体抗体转阴，因为在感染后，支原体抗体可持续1～3个月甚至更长时间才能转阴。孩子咳嗽症状消失后，即使复查支原体抗体仍呈阳性，也没有必要继续治疗了。

第八章

哮喘

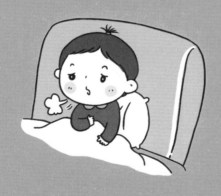

认识哮喘

什么是哮喘？

哮喘的全称叫作支气管哮喘，是一种发生在支气管和细支气管这类小气道上的慢性炎症性疾病。

哮喘的本质是慢性气道炎症，炎症引发支气管平滑肌痉挛、气道黏膜肿胀与肥厚、黏液分泌增多、黏膜纤毛功能障碍，以及支气管黏液栓塞等。

炎症导致支气管高反应性，产生过强或过快的收缩，出现广泛多变的气道阻塞、气流受阻，引发反复发作的喘息、气急、胸闷或咳嗽等症状，运动后明显，夜间或凌晨喘憋加剧。多数人可自行缓解或经治疗后缓解。

如果哮喘不及时控制，反复发作，气道的炎症会不断加重，最终会发生不可逆性气道变窄，影响肺功能。

哮喘的病因

遗传因素

患者亲人（有血缘关系、近三代人）当中可以追溯到有哮喘或其他过敏性疾病（如过敏性鼻炎、湿疹），导致患者自身遗传了过敏性体质，亲缘关系越近，患病率越高，患者病情越严重。

环境因素

接触、服用或吸入可能诱发过敏反应或刺激气道的物质和颗粒，我们称它们为过敏原。

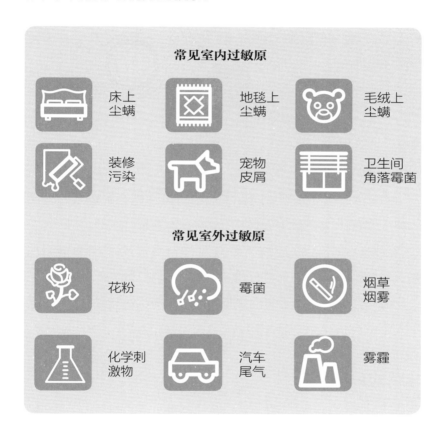

常见室内过敏原

床上尘螨　地毯上尘螨　毛绒上尘螨

装修污染　宠物皮屑　卫生间角落霉菌

常见室外过敏原

花粉　霉菌　烟草烟雾

化学刺激物　汽车尾气　雾霾

其他诱因

冷空气、病毒感染、愤怒或恐惧等极端情绪、体育运动、食物（如贝类），甚至某些药物（如阿司匹林）也可诱发哮喘。

哮喘的表现

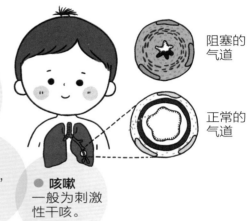

● **喘息**
肺内能听到哮鸣音，类似于拉风箱时的"咝咝"声。

● **气急**
呼吸急促，上气不接下气。

● **咳嗽**
一般为刺激性干咳。

阻塞的气道

正常的气道

哮喘常在夜间或凌晨发作或加重，可逆性呼吸困难是哮喘的典型表现，大多数患者可经药物治疗得到控制。

如果哮喘不及时控制，反复发作，气道的炎症会不断加重，最终会发生不可逆性气道变窄，影响肺功能。

哮喘的炎症属于无菌性炎症，和细菌感染引起的炎症完全不同，因此抗生素对哮喘导致的炎症没有治疗作用。

哮喘的分期症状

急性发作期
突然发生喘息、咳嗽、气急、胸闷或原有症状急剧加重。

慢性稳定期
近3个月内不同频度和（或）不同程度出现过喘息、咳嗽、气急、胸闷。

临床缓解期
经过治疗，哮喘症状、体征消失，并维持3个月以上。

如何判断孩子是否患了哮喘？

● 5岁以下的孩子发作性喘息次数多于每月1次、运动后出现咳嗽或喘息、在非感染期间出现间歇性夜间咳嗽。

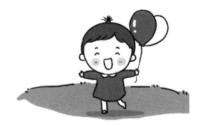

● 咳嗽变异性哮喘：咳嗽持续大于4周，常在夜间、凌晨发作或加重，以干咳为主，且没有发烧、流涕、咽痛等感染的症状。

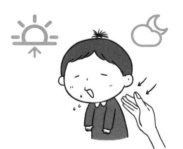

● 长期使用抗生素后，咳嗽症状并不缓解，但用缓解哮喘的支气管扩张药（如沙丁胺醇）却管用。

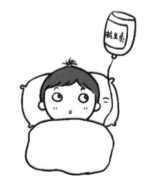

孩子有以上表现时，要去医院做进一步检查，包括肺功能检测、过敏状态检测等，有利于哮喘的明确诊断。

咳嗽变异性哮喘

什么是咳嗽变异性哮喘（CVA）？

咳嗽变异性哮喘本质上是以咳嗽为主要症状的哮喘。

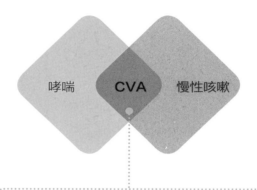

哮喘　CVA　慢性咳嗽

有**54%**的咳嗽变异性哮喘的孩子发展成典型哮喘。

CVA是引起我国儿童尤其是学龄前和学龄期儿童慢性咳嗽的常见原因。

咳嗽变异性哮喘本质上是以咳嗽为主要症状的哮喘。

咳嗽变异性哮喘的触发因素

非过敏性触发因素：呼吸道感染、空气污染、烟草烟雾、气温变化或冷空气、运动以及某些药物等。

过敏性触发因素：尘螨、霉菌、动物皮屑、花粉、杂草、蟑螂粪便等。

咳嗽变异性哮喘的预防

过敏性触发因素的预防

针对尘螨
- 保持室内的湿度在50%以下
- 保持室内空气清新
- 每周用70℃以上热水清洗1次床单、毯子、枕套、抱枕
- 定期清洗窗帘和空调滤网
- 使用吸尘器清洁房间
- 毛绒玩具降尘螨冰冻法（冷冻于−18℃以下冰箱冷冻室内持续24小时）

针对霉菌
- 清除可见霉菌斑，修补渗水墙壁和水管
- 清理旧报纸，移走地毯和室内植物
- 每周清洗1次浴帘
- 定期彻底清洗洗衣机内槽
- 定期清洗洗手间，并保持家中潮湿区域充分通风

针对宠物
- 保持室内卫生，减少动物皮屑、尿液、口水的污染
- 有条件的把宠物移至室外
- 若孩子对宠物皮屑过敏，考虑将家中的宠物送走

针对花粉
- 室外运动尽量避开花草多的地方或在室内活动

97

非过敏性触发因素的预防

香烟
劝说家庭成员戒
烟，避免孩子吸
二手烟。

油烟
远离厨房油烟以
及所有明火周围
的烟雾。

香水
家中避免使用香
水、香味清新剂
或其他具有刺激
性的香味物品。

感染
减少上呼吸道感
染概率，每年接
种流感疫苗。

冷空气
在寒冷的冬季外
出，使用口罩、
围巾围住孩子的
口鼻。

污染
室外空气污染严重
时避免户外活动。

日常运动

在规范化药物治疗达到症状控制的前提下适当运动，增强
孩子的身体素质，可提高孩子抵御外来病原的能力，降低咳嗽
变异性哮喘急性发作的风险。特别是游泳，可以明显改善呼吸
系统功能。

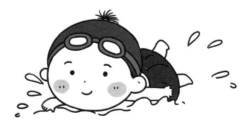

咳嗽的分类

急性咳嗽
病程在2周以内

亚急性咳嗽
病程2～4周

咳嗽分类

慢性咳嗽
病程超过4周

特异性咳嗽
- 先天性呼吸道疾病
- 异物吸入
- 特定的病原菌感染
- 慢性细菌性支气管炎

非特异性咳嗽
- 咳嗽变异性哮喘
- 上气道咳嗽综合征
- 胃食道反流性咳嗽
- 感染后咳嗽
- 过敏性咳嗽
- 哮喘

区分哮喘咳嗽和感冒咳嗽

项目		哮喘咳嗽	感冒咳嗽
咳嗽持续时间		时间比较长，常常4周以上	咳嗽时间比较短，通常不超过3周
发生时间		咳嗽在夜间或者凌晨比较明显	全天都有咳嗽的症状
是否发烧		除非是病毒感染诱发的哮喘，一般的哮喘体温都正常	常常伴有发烧
是否有痰		常常是干咳	往往是痰多的咳嗽

哮喘的治疗

哮喘的治疗原则

哮喘不能根治，但能控制

| 尽早启动治疗 | 防止加重和复发 | 评估—调整—监测 |

哮喘的治疗药物

抗哮喘药物，诊断性治疗

初始治疗，
确诊基本条件

 支气管舒张剂
特布他林
沙丁胺醇
……

 吸入性糖皮质激素
布地奈德
丙酸倍氯米松
丙酸氟替卡松
……

控制药物

定期维持治疗

 吸入性糖皮质激素
布地奈德
丙酸倍氯米松
丙酸氟替卡松
……

联用药物

经初始治疗后，症状仍未
能得到控制

 白三烯受体拮抗剂
如孟鲁司特钠

吸入糖皮质激素的作用和不良反应

江湖地位：首选药
减少症状，增强肺功能，改善生活质量，降低恶化、降低哮喘住院或死亡风险。

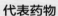

代表药物
倍氯米松、布地奈德、丙酸氟替卡松。

适应证
确诊哮喘：症状无法控制，一个季度哮喘发作大于3次。
疑似哮喘：频繁吸入沙丁胺醇类药物，考虑试验性使用6～8周吸入性激素。

不良反应
声音嘶哑，口疮，使用后立刻漱口，清洁面部。

对身高/骨密度的影响
身高略有影响。
成年人长期吸入大剂量糖皮质激素骨密度可能降低。

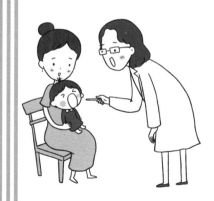

吸入糖皮质激素

治疗哮喘，家长配合很重要

哮喘的发病取决于遗传和环境两个方面，儿童期哮喘与过敏原密切相关。一旦确诊患了哮喘，就要做好打持久战的准备。哮喘的治疗管理是一个整体。其中包括至关重要的三点：

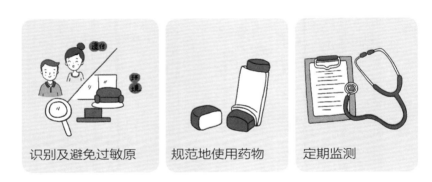

识别及避免过敏原　　　规范地使用药物　　　定期监测

哮喘是一个易变化的疾病，需要医生在治疗中定期对孩子的情况进行评估，微调药物治疗方案。

出现下列情况，家长需要带孩子及时到医院看医生：

● 说话困难。

● 呼吸时鼻孔张大。

● 嘴唇和指甲变灰或青紫。

● 呼吸时颈部周围和肋间的皮肤内陷。

● 心跳或脉搏非常快。

● 走路不稳。

● 支气管舒张剂作用持续时间短，或完全不能缓解，呼吸仍急促、困难。

详解雾化吸入治疗

什么是雾化吸入治疗？

  它是指用专用雾化装置将吸入药物分散成气溶胶的形式输出，随呼吸气流进入呼吸道及肺内，使药物直接作用于气道黏膜，达到洁净、湿化气道，局部或全身治疗的目的。

雾化吸入治疗的特点

- 药物直达肺部。
- 快速起效。
- 给药剂量小。
- 副作用小。
- 全身不良反应小。

雾化吸入治疗的优势

- 对患者配合度要求低。
- 容易掌握。
- 适合各个年龄段。
- 能在家庭做雾化。

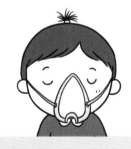

家庭雾化的优点
1.可避免交叉感染
2.家庭雾化是在熟悉的环境中进行，孩子能更好地配合，避免恐惧哭闹
3.能在喘息时第一时间给予雾化治疗，避免病情进一步加重

定量气雾剂 + 储物罐的使用方法

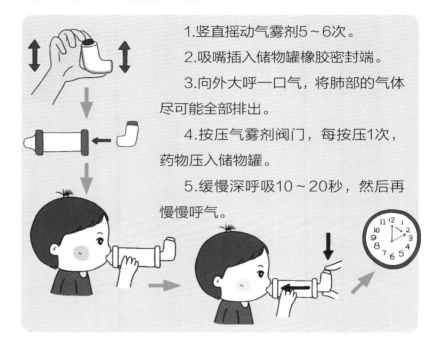

1.竖直摇动气雾剂5～6次。

2.吸嘴插入储物罐橡胶密封端。

3.向外大呼一口气，将肺部的气体尽可能全部排出。

4.按压气雾剂阀门，每按压1次，药物压入储物罐。

5.缓慢深呼吸10～20秒，然后再慢慢呼气。

注意事项

1.喷药入罐后应尽快吸入，时间长了药物可能会沉淀在储雾罐内，导致吸入药量减少。

2.储雾罐使用期间，最好能每周清洗1次，可以用温水，如果担心洗不干净可以加少量洗洁精，但一定要用清水冲干净，洗完之后务必自然晾干，不可以擦拭内壁，否则有可能产生静电，吸附药物微粒，影响疗效。

3.若储雾罐瓣膜损坏，要及时更换，一般情况下半年至1年更换1个。

吸入用药的注意事项

● 宜选用密闭式面罩，使用面罩吸药时，在吸药前不能涂抹油性护肤品，吸药后立即清洗脸部。

● 最好在孩子安静状态下吸入。

● 孩子应处于坐位或半卧位。

● 大孩子可以尝试慢慢地深呼吸、屏气，再用鼻呼出。

● 小孩子在安静状态下自然呼吸即可。

● 每次雾化时间5～10分钟。

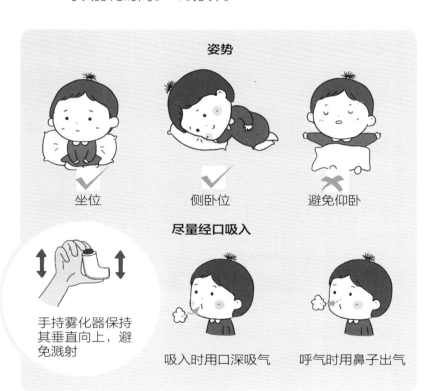

姿势

坐位　　　　侧卧位　　　　避免仰卧

尽量经口吸入

手持雾化器保持其垂直向上，避免溅射

吸入时用口深吸气　　　呼气时用鼻子出气

哮喘的预防

如何预防孩子患哮喘？

孕期和婴幼儿期避免接触烟草烟雾是可以改变的环境因子。如果爸爸吸烟，在妻子孕期和孩子的婴幼儿时期建议戒烟。

母乳喂养可减少哮喘的发生，因母乳含有丰富的分泌性免疫球蛋白，出生后的第一口奶是母乳尤其重要。

减少抗生素的使用，抗生素只在必要的时候才规范地使用。

如何避免哮喘的急性发作？

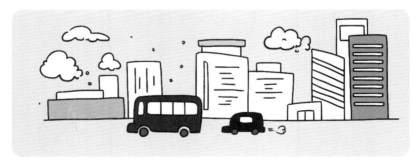

室外空气污染是激发哮喘的另一个重要危险因素。在雾霾较重的天气，应避免带孩子外出。

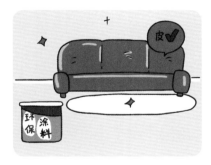

家里装修的漆、涂料一定要环保，家具的甲醛不要超标。沙发最好不用布艺的，用皮沙发。席梦思床垫容易长螨虫，最好不用或者使用防螨床品。

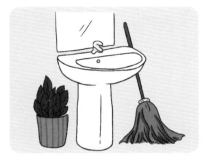

霉菌、真菌过敏的孩子，家里最好不要养花。地漏、水池旁边的水垢都应该及时清洁。墩布、垃圾不能放在屋子里面，冰箱也要定期清洁。

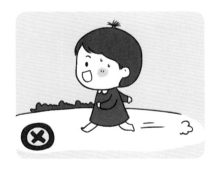

如果是运动诱发的哮喘，则要适量控制运动，避免突击性强烈的或长时间的体力劳动以及紧张的竞技性运动。

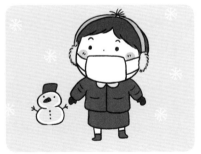

天气冷暖变化诱发的哮喘则要在冷暖温差较大时注意及时增减衣服，冬季外出时戴口罩。

关于哮喘的提问

A：任何药物都会有相应的副作用。

任何药物都会有相应的副作用，治疗哮喘的药当中，家长最担心的是激素的严重副作用，但吸入激素的药物剂量通常仅为口服和静脉用药的1%~5%。这么小量的激素直接作用到气道局部，一般副作用也局限在局部，比如声音嘶哑、口疮等，因此吸入激素后要记得用清水漱口，以清除残存在口腔的药液。

至于家长顾虑的生长发育迟缓，通常是长期大剂量口服或者注射用激素的副作用。另外，哮喘一旦症状控制住，就会调整吸入激素到最低有效剂量维持治疗，一般不太可能产生严重的全身副作用。

A：一年内严重哮喘超过1次的孩子。

选择使用任何药物之前都要平衡风险和收益。对于一年内严重哮喘发作的次数不超过1次、每周出现喘息症状的次数不超过两次、夜里没有憋醒的情况、日常生活不受影响的孩子，不用长期使用吸入激素类药物。

对于一年内严重哮喘发作大于1次的孩子，如果反复哮喘不进行药物治疗的话，生长发育也会受影响，疾病本身的伤害会大于用药，此时应选择用药。

Q：为什么每次感冒都引起哮喘？

A：急性呼吸道病毒感染可以诱发哮喘的急性发作。

感冒90%以上是由病毒感染引起，大多数的哮喘恶化和病毒感染高峰同时出现。流行病学证据证实，急性呼吸道病毒感染可以诱发成年人和儿童哮喘的急性发作。呼吸道合胞病毒和鼻病毒是诱发婴幼儿喘息的主要病毒。

呼吸道病毒引起的哮喘恶化没有特殊预防手段，只能靠家长精心护理，让孩子远离生病人群，勤给孩子洗手，以防病从口入，以减少感染的机会。

Q：哮喘的孩子可以进行体育运动吗？

A：病情平稳的孩子可以进行体育运动。

患哮喘的孩子病情平稳、在用药的基础上不犯病时，日常可以参加体育运动，而且应该坚持运动，但运动强度不能过大，以个人感觉没有胸闷、气急、不引发哮喘为宜。

运动前要做充分的准备活动，必要时可以运动前10分钟使用支气管舒张剂沙丁胺醇气雾剂。

Q：哮喘的孩子需要忌口吗？

A：一般不需要忌口。

一般来讲，哮喘的孩子不应该忌口。食物过敏诱发的哮喘只在极少数孩子中发生。诱发哮喘的主要食物是牛奶、鸡蛋、花生、树坚果、海鲜和食物添加剂中的酒石黄、苯甲酸盐及亚硫酸盐。

如果哮喘的孩子真的明确对某种食物过敏，只要吃这种食物就引起哮喘发作，要暂时对这种食物忌口，但也不是以后都不能吃了。孩子对牛奶、鸡蛋过敏，可以停半年再试吃，如果没有诱发出症状，就可以解除忌口，如果还过敏，就再等半年再试。随着年龄的增长，很多孩子对牛奶、鸡蛋就能耐受了，也就不再过敏了。但花生等坚果类食物一般都是不能耐受的，一旦过敏就不建议再试了。

Q：哮喘可以根治吗？

A：不能根治，但却可以控制症状。

儿童哮喘的进展过程各不相同，50%左右的孩子在青春期症状会消失，这不是治愈的结果，而是自愈的结果，和个人体质相关。但是仍然有不少孩子的哮喘持续存在，尤其是在过敏性体质和更严重的患者中，哮喘可能会伴随一生。

哮喘虽不能根治，但却可以控制症状。只要规范用药，定期监测，同时避免接触过敏原，患哮喘的孩子也可以和正常人一样享受生活。

第九章

腹泻、便秘

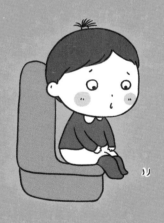

轮状病毒感染

认识秋季腹泻

轮状病毒性感染也叫秋季腹泻，是最常见的一种幼儿腹泻。虽然被叫作秋季腹泻，但不是只在秋季发病，一年四季均可发病。

秋季腹泻在1岁以下的孩子中高发，5岁以下的孩子都可能感染过这种病。成人感染轮状病毒后基本上没有症状，但他们会将病毒传染给孩子。

秋季腹泻的典型症状

秋季腹泻最早出现的症状是发烧，然后是先吐后泻，大便呈蛋花汤样或者清水样。

不能根据孩子大便的次数来判定他是不是秋季腹泻，还要结合大便的形态和孩子的其他症状来判断。如果自己无法判断，就收集孩子的大便去医院做个化验，看大便里有没有轮状病毒。

采集大便的注意事项

● 采集1个小时以内的大便送医院化验，最迟不超过2个小时。

● 装入塑料袋或干净容器中送到医院。

● 不要混入尿液或从尿布上收集大便。

秋季腹泻治疗核心：预防脱水

秋季腹泻很容易引发脱水，孩子发病的6个小时内会快速脱水，所以，秋季腹泻治疗的核心是预防脱水。对于轻、中度脱水的孩子，首选的补液方式是口服补液盐，可以有效避免孩子因为重度脱水被送往医院输液。

轻、中度脱水：补液盐的量应该根据体重计算，每千克体重50～75毫升液体，4个小时内补完。

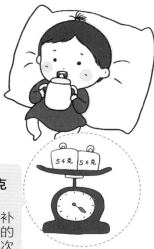

预防脱水

口服补液盐III

每袋用250毫升水冲开

口服补液盐II

每袋用750毫升水冲开

不同年龄的补水建议

年龄	毫升
<6个月	每次50毫升
6个月～2岁	每次100毫升
2～10岁	每次150毫升
>10岁	多多益善

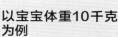

以宝宝体重10千克为例

在前4小时就需要补充500～750毫升的补液盐，少量多次喂完。

脱水程度的表现

脱水表现	轻度	中度	重度
精神状态	稍差	烦躁，易怒	萎靡，昏迷
皮肤弹性	尚可	差	极差，恢复时间＞2秒
口唇	口渴	干燥	明显干燥
囟门，眼窝	基本正常	凹陷	明显凹陷
肢端温度	正常	稍凉	冰冷
尿量	稍少	明显减少	无尿

哪些情况需要及时就医？

● 孩子出现眼眶凹陷明显、易激惹、精神萎靡等重度脱水表现。

● 剧烈腹泻，大便次数多，腹泻量大。

● 不能正常饮食或拒绝进食超过6个小时。

● 频繁呕吐，无法口服给药。

● 伴随高热，小于3个月的孩子体温38℃以上。

● 出现血便或脓液便。

● 年龄小于6个月、有慢性病史、有呼吸系统等并发症状的孩子。

做好预防，远离秋季腹泻

勤洗手，注意卫生

轮状病毒属于肠道病毒，是通过手—口传播的，所以孩子如果接触了感染轮状病毒的人或者感染轮状病毒的人接触过的物体，就可能会感染此病毒。因此，家长平时要勤给孩子洗手，尤其是饭前便后要洗手，不吃生冷食物，并定期给孩子的餐具、玩具清洁。

不要分享食物

在疾病流行的季节，尽量避免让自己的孩子和别的孩子你一口、我一口地分享食物，因为这样更容易使宝宝感染轮状病毒。

注意尿布卫生

家长还需要注意孩子的尿布卫生，尽量避免使用公共的换尿布台，不得已使用时，在给孩子换尿布之前，要用酒精湿巾对尿布台进行消毒。

发烧、热性惊厥

感冒

咳嗽

急性喉炎

过敏性鼻炎

扁桃体炎

支原体肺炎

哮喘

腹泻、便秘

手足口病与疱疹性咽峡炎

湿疹、皮炎

疫苗

钙、铁、锌

海淘网红药的正确使用

蚕豆病

药品的使用与保存

附录

诺如病毒感染

什么是诺如病毒感染？

诺如病毒是除轮状病毒外最主要的导致急性胃肠炎的病原体，全世界范围内均流行。

诺如病毒在环境中存活能力强

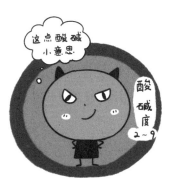

可耐受的酸碱度范围是pH2～9

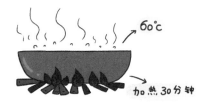

在60℃时加热30分钟仍有活性

在低温下可存活数年，寒冷季节呈现高发态势

116

诺如病毒的传播途径

诺如病毒是一种食源性病毒，主要通过污染的贝类、水果、叶类蔬菜和饮用水传播，食物和水是它主要的传播载体。

诺如病毒还可通过空气飞沫，气溶胶（如雾、烟、霾、烟尘等）在人和人之间传播。

人群的聚集区，比如幼儿园、学校都是诺如病毒的高发地。

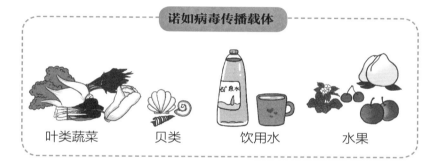

诺如病毒传播载体

叶类蔬菜　　　　贝类　　　　饮用水　　　　水果

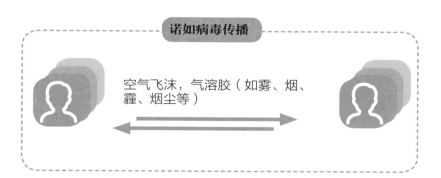

诺如病毒传播

空气飞沫，气溶胶（如雾、烟、霾、烟尘等）

感染诺如病毒的表现有哪些？

诺如病毒引起的急性胃肠炎潜伏期较短，通常为1~2天，最短12个小时，最长72个小时。

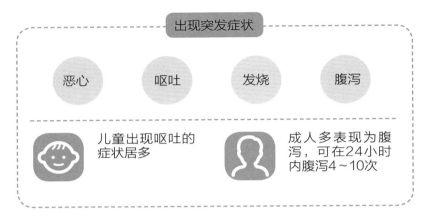

大便特征：稀水便、水样便，无黏液、无脓血，症状持续时间平均2~3天。

如何治疗诺如病毒引发的腹泻？

诺如病毒引发的腹泻多在一个星期左右得到缓解，为自愈性疾病。没有针对诺如病毒的特效抗病毒药，也不需要用抗生素。以对症支持治疗为主。

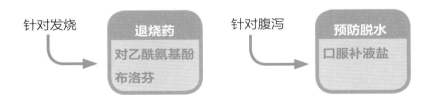

便秘

便秘的原因

外在因素
- 药物的影响
- 过多补充钙剂
- 饮食上的改变
- 食物纤维摄取不足
- 喝水量不够

内在因素
- 运动量不足
- 习惯性便秘
- 情绪紧张
- 病理因素

容易造成便秘的食物

未成熟的香蕉、柿子	→	含有高剂量的丹宁（鞣酸），与蛋白质结合后不易消化。
白米、白面	→	高淀粉，少纤维。
红肉	→	高脂肪，高蛋白，不易消化，含铁量高。

非药物治疗便秘

调整饮食生活习惯

补充足够的水分

多吃高纤维的食物

养成定时排便的习惯

保证每天的运动量

如果孩子年龄小，自己不能运动，可用以下方法帮助孩子缓解便秘

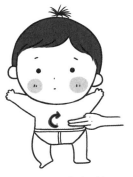

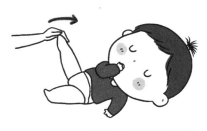

让孩子平躺或侧躺，然后把膝盖往孩子的胸部方向抬举。

在孩子的腹部从肚脐外三指的部位开始以顺时针的方式轻柔按摩。

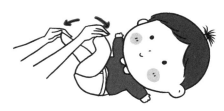

每天给孩子的腿做类似骑脚踏车的运动。

纤维素的作用和推荐量

可溶性纤维
吸收水分，纤维体积膨胀，可以软化大便，增加粪便体积，阻碍糖类被快速吸收。

不可溶性纤维
不与水分溶合，可以刺激肠道运动。

食物纤维含量表

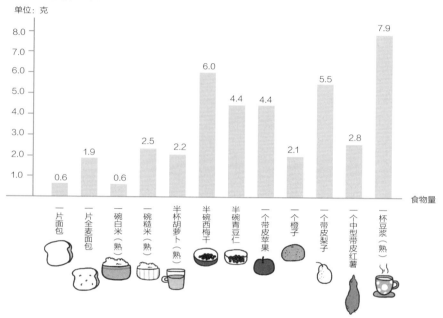

单位：克

食物	含量
一片面包	0.6
一片全麦面包	1.9
一碗白米（熟）	0.6
一碗糙米（熟）	2.5
半杯胡萝卜（熟）	2.2
半碗西梅干	6.0
半碗青豆仁	4.4
一个带皮苹果	4.4
一个橙子	2.1
一个带皮梨子	5.5
一个中型带皮红薯	2.8
一杯豆浆（熟）	7.9

食物量

治疗便秘的药物

常用于治疗便秘的药物为渗透压型泻药。

渗透压型泻药
聚乙二醇：儿童可在医生的指导下服用。
乳果糖：6个月以上的孩子可以在医生的指导下服用。

关于腹泻、便秘的提问

Q：秋季腹泻可能自愈吗？

A：可能。

秋季腹泻是自限性疾病，可以自愈，时间为1周左右。

Q：可以在家自制口服补液盐吗？

A：不推荐在家自制口服补液盐。

成品口服补液盐的渗透压比例是有明确规定的，在家里掌握不了盐的浓度，会造成高渗，可能会加重腹泻。另外，成品口服补液盐中含有氯化钾，腹泻、呕吐造成的电解质丢失主要是钾离子，如果在家配置只是加了氯化钠，无法补充氯化钾。

Q：腹泻期间是否需要禁食？

A：不需要完全禁食。

均衡的营养有利于疾病的痊愈，所以，孩子腹泻期间，只要他愿意吃，以前吃过的食物都可以吃，不需要刻意禁食。

Q：感染过诺如病毒还会再次感染吗？

A：有可能再次感染。

诺如病毒的病毒亚型多，得过一次还是有可能感染其他亚型的。

Q: 病毒性腹泻需要用抗病毒药、抗生素或止泻药吗?

A: 不需要。

儿童腹泻最常见的是病毒感染,病毒性腹泻以轮状病毒和诺如病毒最为常见。病毒引起的腹泻是自限性疾病,就是不吃药也能好的病,所以不推荐用抗病毒药。

另外,不是所有的细菌感染性腹泻都必须使用抗生素,用不用抗生素,需要看细菌的类型和孩子的情况,要在医生、药师的指导下使用。

腹泻时可以通过排便将病原菌排出体外,如果孩子一出现腹泻就马上用止泻药,会导致病原菌不能排出体外,继续在体内作威作福,反而会加重病情,所以不推荐用止泻药。

Q: 乳果糖和益生菌哪种治疗便秘效果更好?

A: 乳果糖可以治疗便秘,益生菌改善便秘的有效性还有待证明。

乳果糖是一种不被身体吸收的高渗糖,在体内会被细菌分解而产生大量气体,所以胀气、排气、腹部不适的副作用比较常见。经过饮食改变和增加运动量后便秘还是没有得到改善的情况下,可以给孩子服用乳果糖,但是要在医生的指导下服用,不建议自行服用。如果是长期的慢性便秘,服用的时间可以是1~3个月不等。

目前对益生菌的研究显示它可能可以改善便秘情况,但是有效的研究还不多,以及研究质量还不够,不足以说明益生菌是治疗便秘的有效产品，常规不推荐益生菌用于治疗便秘。但基于益生菌类产品大多安全性较好，如果家长想试着使用也未尝不可。

Q：羧甲淀粉钠溶液可以用于治便秘吗？

A：不推荐使用。

羧甲淀粉钠没有明确证实有调节免疫力的疗效，羧甲淀粉钠成分目前主要用作药品辅料的崩解剂，通过快速吸水使药片膨胀并分解成小块，从而起到崩解作用。

因为它能快速吸水，不难理解刚开始使用羧甲淀粉钠时，可能在肠道起作用，使大便稀释容易排出。但羧甲淀粉钠中钠盐含量较高，儿童的肾功能尚未发育成熟，长期服用的话，过多的钠盐可能会给孩子肾脏带来一定的负担。

Q：肛裂需要用外用药吗？

A：不同的伤口需要用不同的药。

轻微的皮肤撕裂可以用氧化锌软膏，氧化锌可以保护皮肤，促进皮肤修复。稍大的伤口可以用莫匹罗星抗生素软膏来预防感染。

第十章

手足口病与
疱疹性咽峡炎

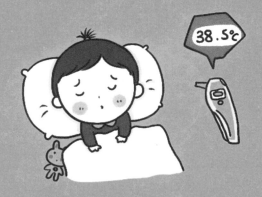

认识手足口病与疱疹性咽峡炎

手足口病的发病特点

手足口病是由肠道病毒引起的一种常见的传染病，多发生于5岁以下的孩子，3岁以下孩子发病率最高。手足口病可引起发热和手、足、口腔等部位的皮疹、溃疡。

> 潜伏期一般2～7天

↓

> 病程：7～10天内完全恢复

发烧： 大多是低烧，一般体温低于38.3℃，有的孩子不发烧，偶尔有的孩子会出现高烧。

- -

出疹： 手、足、口、臀部为高发部分，疹子呈现斑疹、斑丘疹或囊泡。呈斑块→水疱→溃疡的发展趋势。

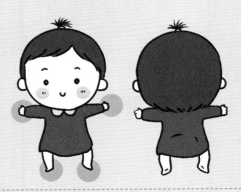

- -

食欲状态： 孩子出现厌食、呕吐、咽喉痛、吞咽困难的表现。

手足口病和它的孪生兄弟：疱疹性咽峡炎

说到手足口病，就不可避免地说到疱疹性咽峡炎，因为手足口病和疱疹性咽峡炎几乎是相同种类病毒感染引起的，症状相似度很高，很像孪生兄弟。很多时候家长以为孩子得了手足口病，到医院检查后，却诊断为疱疹性咽峡炎。不过，两种病还是有一些细微的区别的。

对比手足口病和疱疹性咽峡炎

分类	手足口病	疱疹性咽峡炎
疹子	手、足、口、臀部为高发，疹子呈现斑疹、斑丘疹或囊泡	仅出现在口腔，最初为丘疹，24小时内形成囊泡，再过24小时破裂，形成溃疡
发烧	大多是低烧，一般体温低于38.3℃，有的孩子不发热，极少数的孩子会出现高烧	突发高热，最高时体温可达40℃
食欲	厌食、呕吐、咽喉痛、吞咽困难	厌食、呕吐、咽喉痛、吞咽困难
病程	7～10天内完全恢复	2天左右退烧，咽部疱疹5～6天内完全恢复
重症	EV-A71重症手足口病	很少出现重症，但要警惕孩子脱水

治疗和预防

治疗

目前还没有针对肠道病毒治疗手足口病的药物，所以治疗手足口病就只有尽力去缓解它表现出来的症状，好在绝大多数的手足口病病症都比较轻，多数可自愈，因此，对症支持治疗即可。

 发烧 →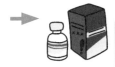

使用退烧药

≥3个月：对乙酰氨基酚

≥6个月：布洛芬/对乙酰氨基酚

通常情况下，腋温超过38.5℃可考虑使用退烧药，但如果孩子状态良好，可以不急于退烧。如果孩子精神状态不佳，即使体温没到38.5℃，也可考虑使用退烧药。

孩子出现呕吐和脱水等症状 → 使用口服补液盐补充水分和电解质。

孩子出现口腔溃疡 → 吃流质、偏凉的食物，以避免刺激溃疡造成疼痛。

特别提示

● 高危情况下需要及时就医。

家庭护理

- 及时告知幼儿园，孩子居家隔离2周。
- 确保孩子摄入足够的液体。
- 饮食要清淡，易吞咽。
- 可以让孩子吃些冷饮来缓解疼痛。
- 室内勤通风，勤洗手。

消毒措施

家长要用正确的六步洗手法给孩子洗手。

患病孩子的奶瓶、奶嘴要煮沸30分钟，其他餐具及时高温消毒并分开放置。

患病孩子的衣物、床单、被罩等要用70℃以上的热水浸泡30分钟。

被患病孩子呕吐物或大便污染的地面要及时清洁消毒。

患病孩子的玩具、用品等接触物要用有效氯500毫克/升的消毒剂擦拭。75%乙醇和5%来苏水对肠道病毒无效。

六步洗手法

1.掌心相对，手指并拢相互揉搓洗净手掌。

2.手心对手背，手指交叉沿指缝相互揉搓洗净手背。

3.掌心相对，双手交叉相互揉搓洗净指缝。

4.双手轻合成空掌，相互揉搓洗净指背。

5.一手握住另一手的大拇指旋转揉搓，洗净大拇指。

6.将一手五指指尖放在另外一手的掌心处揉搓，洗净指尖。

这些表现需要紧急就医

- 持续高烧不退超过48小时，常规退烧药效果不好。

- 四肢抖动、瘫痪或者抽搐。

- 精神差，白天过度睡眠，容易惊醒，烦躁不安。

- 呼吸、心率增快，呼吸困难，口唇发紫。

- 面色苍灰，皮肤出现花纹，四肢发凉，出冷汗。

- 3岁以下的孩子，尤其是病程在5天以内的，有可能在短期内发展为危重症，要密切观察病情变化，一旦变化及时就医。

手足口病可以预防

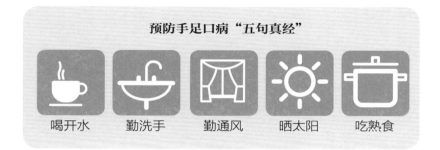

预防手足口病"五句真经"

喝开水　　勤洗手　　勤通风　　晒太阳　　吃熟食

● 成人是手足口病病毒的隐性感染者，成人被病毒感染后通常不会发病或者只出现类似感冒、口腔溃疡等较轻的症状，但会把病毒传染给孩子，因此一定要注意个人卫生，洗干净手之后再去抱孩子。

● 避免让孩子与生病的孩子密切接触。

● 尽量不带孩子到人群密集的公共场所，如电影院、公园、商场等，以避免交叉感染。

● 6个月～5岁的孩子可以接种手足口病疫苗预防EV-A71感染所致的重症手足口病，基础免疫程序为打2针，间隔1个月，推荐在12月龄前完成接种。接种后的两年内，保护效力很强，对EV-A71引起的手足口病保护率达90％以上。但疫苗对于其他病毒引起的手足口病没有预防作用，所以，孩子即使接种了EV-A71疫苗，仍可能会得手足口病。

关于手足口病与疱疹性咽峡炎的提问

Q：手足口病可以自愈吗？

A：轻症1～2周可以自愈。重症手足口病治疗不及时可能会导致死亡。

根据病情轻重可以将手足口病分为两种情况：

第一种情况是占比绝大多数的轻症手足口病，只是发烧和出现疱疹，可以居家护理，只要对症护理得当，随着身体免疫力的提高，自己可以把病毒清除掉，孩子1～2周可以自愈。

第二种情况是出现脑膜炎、脑炎、脑脊髓炎、肺水肿、循环障碍等严重并发症，占比不多，多由EV-A71感染引起，需额外引起注意，一定要住院治疗，治疗不及时可能会导致孩子死亡。

Q：得过一次疱疹性咽峡炎，以后还会再得吗？

A：得过一次疱疹性咽峡炎也可能会再得。

多种肠道病毒都能导致疱疹性咽峡炎。因为病毒种类比较多，各种病毒间，甚至同种病毒不同血清型间缺乏有效的交叉保护，因此，得过一次疱疹性咽峡炎的孩子有可能因感染不同种类病毒（或不同的血清型）而导致多次发病。所以，即使得过疱疹性咽峡炎的孩子也还是要预防这种病。

第十一章

湿疹、皮炎

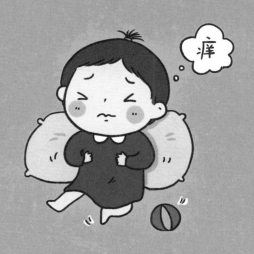

湿疹

认识湿疹

湿疹好发于5岁以下的孩子，而且容易反复发作。随着孩子年龄的增长，湿疹可以自愈。目前认为引起湿疹的主要原因有以下两点：

遗传

比如家里面有患哮喘、过敏性鼻炎等过敏相关病的亲人，孩子出现湿疹的可能性就比较大。

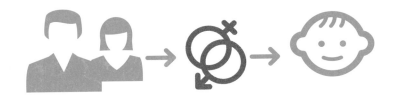

过敏

5岁以下孩子的皮肤屏障功能还没有发育完善，对外界环境变化或者刺激的抵抗能力弱，容易因过敏原的刺激而出现湿疹。

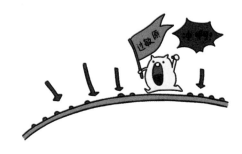

湿疹的高发部位

不同年龄段湿疹发生的部位不太一样。

小宝宝湿疹发生部位
- 口周
- 腿的正面
- 脸颊
- 头皮

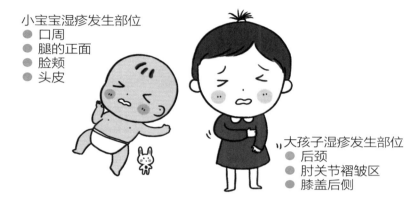

大孩子湿疹发生部位
- 后颈
- 肘关节褶皱区
- 膝盖后侧

如何区分痱子和湿疹?

	痱子	湿疹
发病机制	汗腺导管堵塞,造成汗液潴留	遗传、过敏
症状	界限清晰的小粒状红色皮疹,严重的皮疹上有白色脓点	疹子没有明显分界,严重者有水疱并渗出,疹子上不会有白色脓点
病程	离开高温高湿环境后数日可以自愈	病程较长,反复发作
缓解措施	保持皮肤干爽,及时将汗液擦掉,不用厚腻的润肤霜	使用油性强的润肤霜保持皮肤湿润

湿疹怕什么？

怕干

不少人认为湿疹是由于皮肤太湿造成的，其实恰恰相反，湿疹不是湿引起的，患了湿疹的皮肤特别怕干，皮肤干燥会加重湿疹的症状。

怕热

湿疹遇热会更加严重，所以，如果洗澡水过热，或孩子穿衣过多，都会加重湿疹。要避免皮肤过热出汗，避免过度日晒。

怕紧张焦虑

情绪在湿疹孩子的病情进程中也扮演了重要角色。紧张和焦虑的情绪常常让湿疹反复发作。

怕刺激

应该避免丝、毛等物品接触皮肤，避免使用碱性肥皂等。

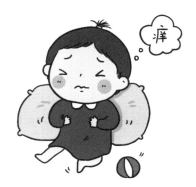

长了湿疹怎么办？

轻度湿疹：保湿润肤是基础

治疗湿疹，保湿润肤是基础，做好保湿润肤可以事半功倍。

如果孩子皮肤只是有点变红、脱皮，或是只有几个小疹子的轻症湿疹，可以只用低敏的润肤霜护理，一天多次勤涂润肤霜，湿疹就可以消退。

润肤霜和润肤露的使用

品名	润肤露	软膏或者霜剂
性质	多是水包油类的剂型	油包水类的剂型
适合部位 特点	头皮上 容易涂抹开，但保湿时间相对较短	脸上或身上 保湿时间相对较长

中、重度的湿疹：保湿＋偏弱效激素药膏

中、重度的湿疹，在保湿的同时需要配合使用偏弱效外用激素，外用糖皮质激素药膏（俗称"激素药膏"）是首选的治疗药物（激素药膏的效能分级参见附录251页）。

使用外用激素药膏要遵循的四条原则

● 尽可能选用弱效的药膏。除非是控制中、重度湿疹的急性发作，此时可以选用稍微强效的激素药膏短期使用，一旦急性期症状控制住了，再换成弱效的激素药膏维持治疗。

● 每日涂抹1～2次。如果湿疹症状比较轻，一天涂1次就能达到止痒和消退红疹的目的。如果症状控制不理想，最多一天涂2次。涂药量也仅是薄薄的一层，不能涂得太多。

● 全身涂抹时，使用面积尽量不要超过体表面积的⅓。全身大面积涂抹会增加副作用的风险，同时，如果是全身大面积暴发湿疹，应考虑食物过敏等因素，要查找出原因并加以避免。

● 家庭自行护理湿疹时，激素药膏使用时间以5～7天为宜。若7天后湿疹症状没有改善，要及时看医生评估病情和调整用药。在医生的指导下，激素药膏的使用时间可以适当延长，但要严格遵医嘱使用。

破口、感染的湿疹：联合使用抗感染药膏

有破口流水合并细菌或者真菌感染的湿疹，需要联合使用抗感染的药膏，如莫匹罗星软膏或者红霉素软膏治疗细菌感染，益康唑等治疗真菌感染。

湿疹导致皮肤瘙痒：用抗过敏药止痒

瘙痒的程度较重时，可以口服扑尔敏、氯雷他定、西替利嗪等抗过敏药止痒。

一代抗过敏药	● 止痒的效果稍强些
扑尔敏	● 但有使人嗜睡、乏力的不良反应
苯海拉明	● 适合睡前服
赛庚啶	● 不适合2岁以下的孩子

二代抗过敏药	● 嗜睡、乏力的不良反应较小
氯雷他定	● 药效持续的时间较长
西替利嗪	● 通常一天只需服用1次
	● 有适合孩子服用的溶液剂型

不建议用炉甘石洗剂止痒，因为湿疹皮肤怕干燥，而炉甘石洗剂涂抹到皮肤上后，随着水分的蒸发，会让皮肤变得干燥，不利于湿疹的康复。

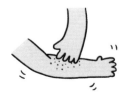

关于湿疹的提问

Q：湿疹能根治吗？

A：湿疹不能根治。

目前没有任何一种药物可以根治湿疹，但经过科学规范的护理可以缓解控制。湿疹可以随着孩子的年龄增长而自愈。

Q：长湿疹时可以接种疫苗吗？

A：严重顽固性湿疹需推迟疫苗接种。

湿疹不是疫苗接种的禁忌证。湿疹不严重的话可以正常按时接种疫苗，只有正处于严重顽固性湿疹的急性期才需要推迟接种疫苗。

Q：湿疹药膏含有激素，会不会引起性早熟？

A：外用的激素药膏并不会产生"性早熟""内分泌失调"等副作用。

湿疹药膏含有的激素是外用的糖皮质激素。由于吸收进入体内的量很少，所以不会引起全身的不良反应。而且，引起性早熟的激素是促进性腺发育的性激素，如雌激素，而不是抗炎作用的糖皮质激素。

Q：患湿疹时能经常洗澡吗？

A：可以洗澡，但水温要低一些，时间要短一些。

有湿疹的孩子可以洗澡，但水温要调得低一些，和体温37℃左右相当。洗澡的时间控制在15分钟以内。洗澡时不能过度搓洗，同时不要用刺激性沐浴露。洗完澡之后要及时给孩子擦干身体，及时涂抹润肤霜。

Q：他克莫司软膏最多能用多长时间？

A：一般不要连续使用超过6周。

他克莫司是一种免疫抑制剂，与激素的作用方式不同。它并非治疗缓解湿疹的首选项，而更像是一场战斗中的"后备兵"，当外用激素军抵御不了湿疹大军时，它会被派上场，是替代激素的选择。低于2岁儿童使用的临床数据不足，一般不要连续使用超过6周。

皮炎

虫咬性皮炎

蚊虫叮咬可能传播的疾病

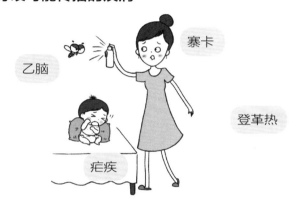

蚊虫叮咬后的处置方法

● 用碱性皂液水清洗或用肥皂涂抹在叮咬的部位。

● 持续用冰袋冷敷，每2～3小时1次。

● 剪短孩子指甲，避免抓挠，外涂炉甘石洗剂或薄荷膏（2岁以上）止痒。

● 肿胀严重可外涂弱至中效激素药膏或口服抗过敏药，合并细菌感染时可外涂红霉素软膏或莫匹罗星软膏。

● 一旦发现与叮咬相伴的发烧、血尿等症状，要马上就医。

防蚊措施

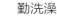

不靠谱的方法
- B族维生素碾碎溶水
- 香油驱蚊
- 驱蚊手环
- 驱蚊贴
- 驱蚊药包

勤洗澡

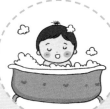

靠谱的方法

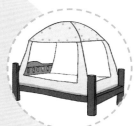

清理居室卫
生死角

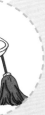

安装纱窗、纱
门，使用蚊帐

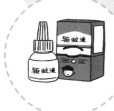

户外活动时
使用驱蚊液

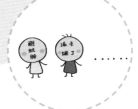

避蚊胺、派卡瑞丁、驱蚊酯和
柠檬桉叶油都是经科学证实安
全有效的防蚊有效成分

儿童使用驱蚊花露水的注意事项

● 只用于暴露在外的皮肤上。

● 不可接触伤口、眼睛和嘴，耳部也要少用。

● 要先喷在大人手上，再给孩子涂抹到身上，不要涂在孩子的手上，以防误服。

● 如果涂抹后出现红肿、皮疹等过敏反应，要立即停用。

● 仅限室外使用，回到室内后要用含皂液的水清洗掉。

● 驱蚊花露水具有腐蚀性，避免接触皮革和丝质衣物。

日晒性皮炎

预防日晒性皮炎"三字经"

躲
每天10~16点避免长时间户外活动。

遮
外出时用遮阳伞、宽檐帽遮阳，并给孩子穿上宽松的长衣、长裤。

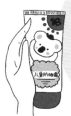

涂
给孩子涂抹儿童专用的防晒霜。
● 日常防晒可选SPF15的防晒产品
● 在海边可选SPF30以上的防晒产品，每2个小时涂抹1次

晒伤后如何护理

降温
用冰袋冷敷。每次15～20分钟，每天3～4次。

就医
如果皮肤出现水疱或有畏寒、发烧、呕吐等全身症状时，要及时去看医生。

修护
晒伤24小时后，可使用低敏的润肤霜修护晒伤的皮肤。晒伤24小时内不建议用。

关于虫咬性皮炎的热点提问

Q：夏天婴儿怎样防蚊虫叮咬？

A：婴幼儿首选物理手段防蚊。

对于婴儿，首选安装纱窗、纱门、蚊帐等物理手段进行防护。

如果需要选用化学防护品，要选用正规渠道购买的驱蚊液。2个月以上的孩子首选含避蚊胺、派卡瑞丁成分的驱蚊液。

如果使用蚊香，可以选用含除虫菊酯的产品。

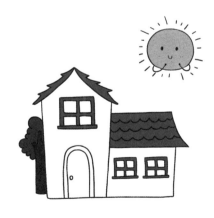

尿布疹

尿布疹是怎么出现的?

尿布疹俗称红屁股。出现尿布疹,主要是以下原因造成的:

● 孩子的新陈代谢快,每日排尿次数多,粪便尿液中的氨水等刺激物质经常刺激皮肤,加之孩子的皮肤比较娇嫩,就容易导致屁股、生殖器、大腿上部等处的皮肤受到损伤。

● 粪便、尿液刺激导致皮肤发红,如果治疗不及时,护理不得当,3天后就容易继发真菌感染,这种情况容易出现在腹股沟及生殖器等部位,可以表现为发水疱,甚至溃破,如果合并细菌感染,则可能流黄色脓水。

● 如果孩子对尿布中的染料过敏,也可能出现尿布疹。但这种情况比较少见。

预防在先,避免尿布疹

● 勤换尿布,保持干爽。

● 更换尿布时,要用流动的温水冲洗屁股,之后用柔软的棉布或者纱布拍干屁股。

● 使用护臀霜,避免尿液、粪便的刺激。

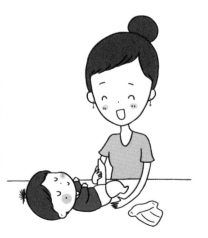

治疗尿布疹，可以这样做

治疗尿布疹，可以用含有氧化锌、凡士林等有效成分的护臀霜，利用的是隔离的原理，将皮肤与尿液、粪便隔离开来，避免皮肤受到刺激。

洗完澡或洗完屁股后，先别马上穿纸尿裤，让屁股在空气中晾一会儿。

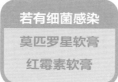

若有细菌感染
莫匹罗星软膏
红霉素软膏

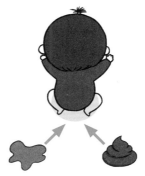

护理尿布疹的3个不要

● 不要经常使用浴液洗屁股。每次孩子排便后，用温热的清水给他清洗干净就可以，不要经常用肥皂或浴液清洗，否则容易破坏宝宝臀部的油脂层，使皮肤失去保护。

● 不要使用爽身粉。爽身粉吸水后会变成块，不仅会使局部皮肤潮湿，而且爽身粉对皮肤会形成刺激，潮湿的环境会使皮肤的抵抗力下降，导致尿布疹加重。

● 不要随意使用偏方。使用未经科学证实有效的偏方不仅可能对治疗尿布疹无效，而且还可能对皮肤造成新的刺激，不利于尿布疹的康复。

147

关于尿布疹的提问

Q：用纸尿裤比布尿布更容易得尿布疹？

A：相比于纸尿裤，用布尿布更容易导致尿布疹。

质量好的纸尿裤可以让尿液快速渗透下去，尿液不会留存在表层，只要勤换纸尿裤，皮肤不会直接接触到尿液。反而是布尿布，在孩子尿了以后就会变得湿乎乎的，紧贴在孩子的屁股上，更容易导致尿布疹的发生。而且在清洗布尿布时，通常会用到有刺激性的清洁剂，如果不能将其彻底冲净晒干，有效消毒，用在孩子身上还可能会造成皮肤感染。

Q：尿布疹可以用金霉素眼膏治疗吗？

A：不推荐用金霉素眼膏。

如果尿布疹发生了继发性的细菌感染，可以用莫匹罗星软膏或者红霉素软膏治疗。在使用这些药膏之后，仍然需要涂抹厚厚的一层护臀霜来隔离粪便和尿液。

Q：患尿布疹的皮肤可以用湿纸巾擦吗？

A：不可以用湿纸巾擦。

避免使用卫生湿巾擦拭孩子的屁股，患尿布疹的皮肤更是不能用。因为湿巾里面含有的消毒剂会对皮肤产生新的刺激。

第十二章

疫苗

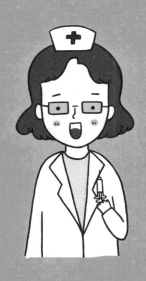

接种疫苗，保障健康

接种疫苗，安全有效地提高免疫力

接种疫苗是安全有效地提升孩子免疫力的方法，可以避免孩子患上多种严重危害健康的疾病。只要是通过药品监管部门审批上市的疫苗，都是安全有效的。

有的孩子会在接种疫苗后出现不良反应，但绝大多数都是轻微的、暂时的，如胳膊酸痛、轻度发热等，出现严重不良反应的情况极为罕见。接种疫苗平衡的是风险和受益，出现严重不良反应的概率比不接种疫苗患上传染病的概率低很多，疫苗所带来的益处远远大于风险，没有疫苗的保护，将会出现更多的伤害和死亡。

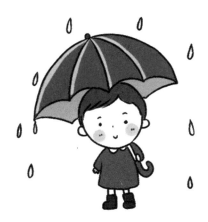

疫苗是孩子生命的保护伞

疫苗是怎样发挥作用的？

通过接种疫苗，孩子获得了针对疫苗所预防疾病的抗体，从而能够抵御病毒或细菌的进攻，预防生病。接种疫苗所获得的免疫力是主动免疫，它抵抗疾病的能力更强，发挥的作用更持久。

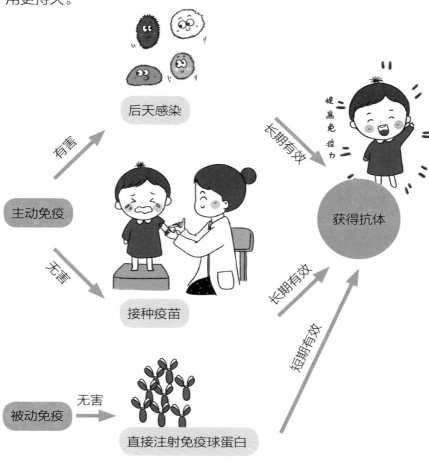

人体获得抵抗疾病抗体的途径

后天感染

主动免疫

有害

接种疫苗

无害

被动免疫

无害

直接注射免疫球蛋白

提高免疫力

长期有效

获得抗体

长期有效

短期有效

151

发烧、热性惊厥

感冒

咳嗽

急性喉炎

过敏性鼻炎

扁桃体炎

支原体肺炎

哮喘

腹泻、便秘

手足口病与疱疹性咽峡炎

湿疹、皮炎

疫苗

钙、铁、锌及维生素D的正确使用

海淘网红药

蚕豆病

药品的使用与保存

附录

一类疫苗和二类疫苗

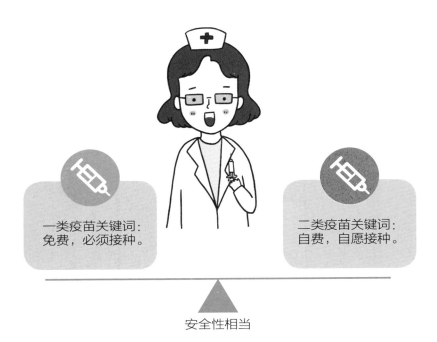

一类疫苗关键词：
免费，必须接种。

二类疫苗关键词：
自费，自愿接种。

安全性相当

一类疫苗必须接种，只需要带孩子按时接种就行。

通常家长最纠结的是二类疫苗要不要接种。一些二类疫苗因各种原因未被列入国家免疫规划，但并不是说这些疫苗是不重要的、可有可无的。像肺炎疫苗、流感嗜血杆菌疫苗（Hib）、手足口疫苗、水痘疫苗、流感疫苗等都很重要，有条件的话推荐给孩子接种。

而且，除了价钱之外，一类疫苗和二类疫苗在安全性上是一致的，不存在一类疫苗比二类疫苗更安全的说法。

部分推荐接种的二类疫苗的接种程序

疫苗名称	出生时	1月	2月	3月	4月	5月	6月	7月	8月	9月	12月	18月	2岁	3岁	4岁	5岁	6岁	8岁
13价肺炎疫苗			①+②+③ 每剂之间间隔4~8周 注：国外接种年龄最小可从6周龄开始									④						
手足口疫苗								①+② 每剂间隔≥4周		②								
流感疫苗								①+② （中文说明书为6~36月龄），首次接种应接种2剂次，间隔≥4周。8岁以上儿童和成人（中文说明书为36月龄及成人），仅需接种1剂										
五联疫苗				①+②+③ 每剂之间间隔4~8周							①	④						
水痘疫苗											①				②			

153

减毒活疫苗&灭活疫苗

减毒活疫苗

将致病的病毒或细菌的毒力降至不致病，但又能刺激人体产生抗体，接种后使人在不得病的情况下获得免疫力。

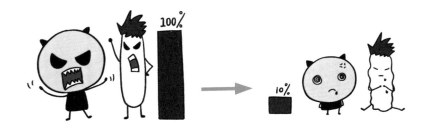

减毒活疫苗的接种特点

	减毒活疫苗
特点	接种次数少，产生的抗体水平高。但免疫缺陷者不能接种，否则可能导致严重的疫苗不良反应
接种间隔	活疫苗与活疫苗之间可以在同一天接种，否则就要间隔1个月
疫苗举例	口服脊髓灰质炎疫苗、水痘疫苗、麻疹疫苗、乙脑减毒活疫苗
适宜人群	免疫正常的孩子可以接种

灭活疫苗

将病毒或细菌培养后灭活，直接制成疫苗，病原体已完全没有毒力，只保留产生抗体的能力。

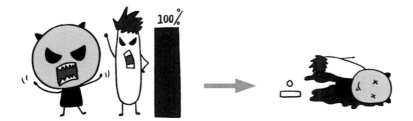

灭活疫苗的接种特点

	灭活疫苗
特点	需要接种2~3针后，抗体水平才能达到预期水平
接种间隔	没有严格的间隔时间规定，也没有相互之间的禁忌
疫苗举例	五联疫苗、乙肝疫苗、流脑疫苗、流感疫苗等绝大多数疫苗均是灭活疫苗
适宜人群	免疫缺陷、免疫正常的孩子都可以接种

接种效果和接种禁忌

接种时间的要求

疫苗可以延迟接种，但不能提前接种。尽管可以延迟接种，但尽量不要延迟太久接种。错过时间也不需要从头开始整个免疫程序。前一个疫苗延迟了，后面的疫苗不一定要延迟，只要不短于最短间隔时间就可以按原计划接种后面的疫苗。

疫苗的保护力维持的时间

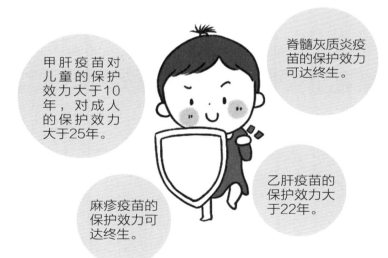

甲肝疫苗对儿童的保护效力大于10年，对成人的保护效力大于25年。

脊髓灰质炎疫苗的保护效力可达终生。

麻疹疫苗的保护效力可达终生。

乙肝疫苗的保护效力大于22年。

不同厂家的疫苗可以互换接种吗？

● 尽量使用同一厂家生产的疫苗。

● 同一厂家无货时，可以使用不同厂家生产的相同疫苗。

● 同一厂家无货时，可以使用同一厂家在不同国家生产的相同疫苗。

疫苗接种有禁忌

禁忌人群	提醒
患急性疾病、严重慢性疾病、慢性疾病急性发作期的人	轻度流鼻涕、轻度腹泻、轻度湿疹不是疫苗接种的禁忌证
有免疫异常，或正在使用免疫抑制剂的人	免疫异常需要由医生来判断，家长自认为的孩子体质弱、爱生病，不代表免疫异常，不是疫苗接种的禁忌证
癫痫发作或其他神经系统疾病的发病期的人	有热性惊厥史不是疫苗的禁忌证

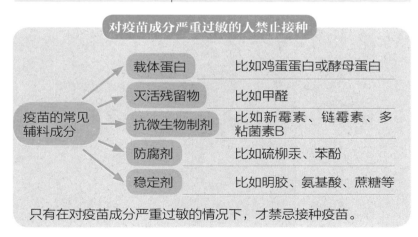

对疫苗成分严重过敏的人禁止接种

疫苗的常见辅料成分
- 载体蛋白 —— 比如鸡蛋蛋白或酵母蛋白
- 灭活残留物 —— 比如甲醛
- 抗微生物制剂 —— 比如新霉素、链霉素、多粘菌素B
- 防腐剂 —— 比如硫柳汞、苯酚
- 稳定剂 —— 比如明胶、氨基酸、蔗糖等

只有在对疫苗成分严重过敏的情况下，才禁忌接种疫苗。

疫苗接种的注意事项

给家长的建议

接种疫苗的前一天给孩子洗个澡，换上干净、宽松的衣物。

 带着孩子的疫苗接种本，提前了解本次接种的疫苗是什么
 接种疫苗前，要如实告诉医生孩子目前的身体状况
 认真阅读疫苗知情同意书
 仔细核对疫苗实物

接种疫苗后，要留在医院观察半个小时，确定孩子没有出现异常反应后再离开。

回家后要观察孩子是否有发热、皮疹及其他不良反应。

识别疫苗接种后的常见不良反应并科学处理

不良反应		处理方法
常见反应	发烧	多数为轻度，一般持续1~2天可自行缓解，不需要处理。可让孩子多休息，多喝水。如果体温超过38.5℃，可用对乙酰氨基酚或布洛芬退烧
	哭闹不止，食欲不振，呕吐，嗜睡	多安抚、陪伴孩子，注意观察孩子的情绪，看是否有进一步变差的情况。若哭闹厉害，需及时就医
	注射部位疼痛、红肿、有硬结	通常多为轻度，不需要特殊处理，可自行恢复
罕见反应	过敏性皮疹，大面积荨麻疹	一般3天内出现，应及时就诊，通常使用抗过敏药物治疗，如西替利嗪滴剂口服液
	过敏性休克	一般接种疫苗后1小时内发生，要立即就诊抢救

有关疫苗的传言，对还是错？

接种疫苗是被动免疫，接种多了自身免疫力会变差

错。接种疫苗是通过注射灭活或减毒的细菌或病毒片段促使身体自己产生抗体，属于主动免疫，是增强人体免疫力而不是降低免疫力。

改善个人卫生和环境卫生就能远离疾病，没有必要接种疫苗

错。虽然改善个人卫生、勤洗手并使用洁净饮用水能保护孩子远离传染病。但无论环境多么清洁，许多传染病依然能够传播。如果不接种疫苗，一些已经不常见的疾病，如脊髓灰质炎和麻疹会很快重新暴发。

通过生病获得的免疫力比接种疫苗获得的免疫力好

错。疫苗与免疫系统相互作用产生的免疫反应与通过自然感染产生的免疫类似，但疫苗是灭活或者经过减毒处理过的病毒或细菌，不会导致疾病，也不会使接种者受到潜在并发症的威胁。相比之下，通过生病这种天然感染方式获得的免疫力可能会付出惨重的代价，例如风疹会导致出生缺陷，乙肝病毒可能会导致肝癌，麻疹则可能导致死亡。

关于疫苗的提问

Q：为什么接种了流感疫苗仍然患流感？

A：疫苗中的病毒株与正在流行的病毒株不吻合。

接种流感疫苗后仍然患流感，有两个方面的原因：一是任何疫苗都不是100％的保护率，流感疫苗的保护率大概70％。二是疫苗中的病毒株与正在流行的病毒株是否吻合或接近，如果吻合，疫苗的保护作用就强，反之就弱。但即使不完全吻合，接种流感疫苗也会起到预防流感并发症的作用，即接种了流感疫苗的人即使患流感，症状也要比没接种流感疫苗的人轻。

Q：被流浪猫挠出血丝要接种狂犬疫苗吗？

A：尽快接种。

被流浪猫挠出血丝，应该立刻用肥皂水冲洗，之后尽快接种狂犬疫苗。如果可能的话，建议将流浪猫关起来观察10天，如果10天内流浪猫一切正常，可以把10天后要打的针停掉，如果流浪猫在10天内死亡，则需要把全程的疫苗接种完。

Q：当月要接种的疫苗是一起接种好还是分开一段时间接种好？

A：一起接种、分开接种都可以。

161

　　一起接种比较省事。但如果出现发热、皮疹等不良反应，一起接种则无法判断是哪种疫苗引起的。而分开接种虽然需要多跑医院，但如果出现不良反应，很容易就能知道是哪种疫苗引起的。所以，社区卫生中心的接种医生常常建议一类疫苗和二类疫苗分开接种。

Q：哮喘的孩子可以接种流感疫苗吗？

A：可以接种。

　　患哮喘等慢性病的孩子体质弱，更容易感染流感，因此更应该接种流感疫苗加以保护。

第十三章

钙、铁、锌及维生素D

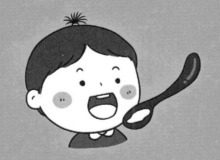

钙

钙对儿童的重要性

● 骨骼的生长发育需要钙。

● 钙可以维持骨骼健康。

● 钙可以维持血管、神经、心肌的正常功能。

不同年龄钙推荐摄入量

年龄	每日钙需求量	满足钙需求的食物来源	备注
0~6个月	200毫克	充足的母乳或者配方奶粉	6个月以下的孩子一般不存在缺钙的风险，不用补钙
7~12个月	250毫克	600毫升以上母乳或配方奶粉+辅食	
1~3岁	600毫克	300毫升左右的奶制品+豆制品+深绿色蔬菜	
4~6岁	800毫克	300毫升左右的奶制品+豆制品+深绿色蔬菜	

注：母乳含钙量：30毫克/100毫升，配方奶粉含钙量：45~60毫克/100毫升（吸收率比母乳稍低）。

严重缺钙可能有哪些表现？

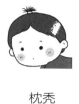

枕秃

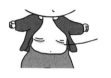

夜哭

肋骨外翻

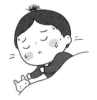

夜间出汗

O形腿

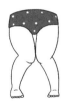

X字腿

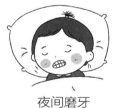

夜间磨牙

出牙晚

　　儿童严重缺钙，可能会有上面这些表现，但有这些表现不代表一定是缺钙造成的。所以，发现孩子有以上表现时，要及时去医院排查原因，明确诊断，而不是盲目补钙。

发烧、热性惊厥

感冒

咳嗽

急性喉炎

过敏性鼻炎

扁桃体炎

支原体肺炎

哮喘

便秘、腹泻、手足口病

疱疹性咽峡炎

皮炎、湿疹、

疫苗

钙、铁、锌及维生素D

的正确使用

海淘网红药

蚕豆病

药品的使用与保存

附录

哪些孩子需要补钙？

大多数孩子不会缺钙，所以不用补充钙剂。有的孩子情况特殊需要额外补钙时，要首选食物补充。

早产儿，低体重儿。

饮食中的钙无法满足需要。挑食、吃不了奶制品、乳糖不耐受喝不了奶制品等情况。

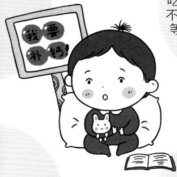

患某些慢性疾病或长期使用激素的孩子。

处于生长发育快速期的孩子，如果饮食量未增加，生长变缓，则需要补钙。

如何知道孩子是不是缺钙？

目前没有可靠精确的检测体内钙含量的方法，对于特定的疾病，如骨代谢病，可以监测24小时尿钙磷排泄率、维生素D水平等。不过，正常的孩子不用做上述检查，比较可行的方法是分析饮食中的钙是否充足，由医生来综合评估。

补钙的方法

食物补充

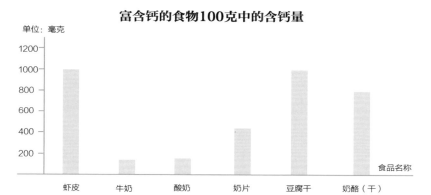

富含钙的食物100克中的含钙量

单位：毫克

虾皮　牛奶　酸奶　奶片　豆腐干　奶酪（干）

食品名称

特别提示

- 再制奶酪的钠含量高，只适合3岁以上的孩子食用。
- 骨头汤的含钙量低，脂肪含量高，不适合补钙。

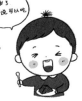

钙剂补充

当饮食不能补充足量钙时，可以选择钙制剂。

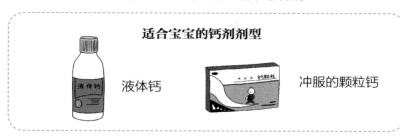

适合宝宝的钙剂剂型

液体钙　　　　冲服的颗粒钙

常见钙剂的对比

钙剂类别	每100毫克含钙元素	特点	不良反应/禁忌
碳酸钙	40毫克	含钙量高，应用广泛，水中溶解度低	便秘
醋酸钙	25毫克	水溶性好	不适用于心功能不全者
乳酸钙	13毫克	口感好，分解产生乳酸	不适用于易疲劳者
葡萄糖酸钙	9毫克	分解产生葡萄糖	不适用于糖尿病患者
磷酸氢钙	23毫克	含磷	肾功能障碍者慎用
活性钙	复合	pH>12，口感差	不适合婴幼儿
柠檬酸钙	21毫克	水溶性好	服用铝剂者禁用，肾功能不全者禁用

注：节选自《中国0~3岁婴幼儿科学补钙专家共识》（2010）。

有针对性选择适合自家孩子的补钙制剂，比如经常便秘的孩子不适合选择碳酸钙，而需要较大剂量补充钙的孩子不适合葡萄糖酸钙。

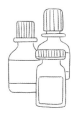

关于钙的提问

Q:喝配方奶粉需要吃维生素D促进钙吸收吗？

A：要看配方奶粉里的维生素D含量。

配方奶粉喂养的孩子，需要确认一下配方奶粉里面维生素D的含量是多少，孩子每天通过配方奶粉能够摄入多少维生素D。对于足月健康的孩子，1岁以内每天只要摄入400IU（国际单位）的维生素D就行。如果孩子每天喝的配方奶粉中已经达到400IU的维生素D，不用额外补充。如果不足，补足不够的部分就可以了。

Q:钙补多了对身体有影响吗？

A：过度补钙有导致厌食、便秘、尿路结石等的风险。

补钙补得过多，有导致孩子出现厌食、恶心、便秘、消化不良、尿路结石等症状的风险。所以我们不赞成家长自行给孩子补钙，是否需要补钙，补多少，都应该经专业医务人员评估后再补充。

Q:牛奶蛋白过敏的孩子是不是会缺钙？

A：二者没有直接相关性。

孩子对牛奶蛋白过敏与是否缺钙并没有直接相关性。孩子对牛奶蛋白过敏，可以用特殊配方奶粉代替普通配方奶粉，另外，可以通过其他钙含量高的食物来摄入钙。所以，即使孩子对牛奶蛋白过敏，也不要急于补充钙剂，要经过医生的综合评估，明确缺钙的时候才需要进行特殊补充。

169

铁

铁对孩子的重要性

- 参与血红蛋白的生成。

- 对大脑的发育起到关键作用。

- 对认知能力、行为能力和记忆力方面均有作用。

不同年龄铁推荐摄入量

年龄	铁推荐摄入量（毫克）
0~6个月	0.3
7~12个月	10
1~3岁	9
4~7岁	10

注：2013年中国居民膳食营养素参考摄入量（毫克）。

哪些孩子容易缺铁？

- 早产儿，双胎儿，低体重儿。

- 4个月以上纯母乳喂养的孩子。

- 辅食添加初期的孩子，早期未添加含铁丰富的食物。

- 素食的孩子。

- 挑食严重的孩子。

- 患某些慢性疾病的孩子。

如何从食物中获得铁？

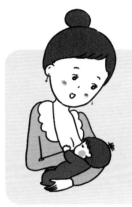

6个月以前：充足的母乳或配方奶粉。

高铁米粉

肉泥

蛋黄

肝泥

7~12个月：高铁米粉、肉泥、肝泥、蛋黄。
7~12个月的孩子在辅食添加初期，由于食物摄入量比较少，对铁的需求又比较大，所以需要添加铁强化的食物，如含铁的强化米粉，肉泥或肝泥。

1岁以上的孩子：
合理、均衡的饮食。

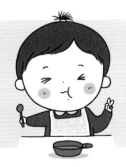

食物来源的铁分为血红素铁和非血红素铁

食物来源	血红素铁	非血红素铁
吸收率	20%	较难吸收
来源	动物性食物	植物性食物
举例	血液制品>肝类>肉类>鱼贝类	蔬菜水果中的维生素C会对铁的吸收提供帮助
备注	虽然肝脏含铁丰富，但考虑到卫生问题，不建议大量给孩子食用	

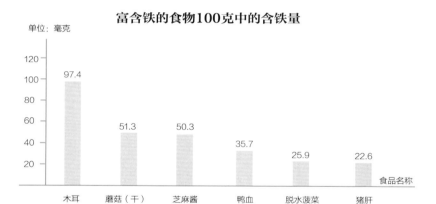

富含铁的食物100克中的含铁量

单位：毫克

木耳	97.4
蘑菇（干）	51.3
芝麻酱	50.3
鸭血	35.7
脱水菠菜	25.9
猪肝	22.6

食品名称

不同的孩子如何补充铁剂？

孩子的情况	如何补充铁剂
纯母乳喂养的足月儿	从4个月开始补充铁剂，每千克体重每天补充1毫克（最多15毫克），9~12月龄进行贫血筛查，增加1~5岁高危儿童的贫血筛查
所有低体重儿	每千克体重每天补充2毫克液体铁剂，从2月龄开始，持续23个月
人工喂养或者混合喂养儿	根据实际摄入的铁元素量来决定补充的量

缺铁性贫血的治疗

缺铁性贫血的标准

世界卫生组织贫血诊断标准

年龄	标准
6月龄~5岁	Hb＜110克/升
＞5~12岁	Hb＜115克/升
＞12~15岁	Hb＜120克/升

海拔每升高1000米，Hb上升约4%。

当然，血液检查只是参考之一，还要根据医生的综合评估才能确诊。

补铁的办法	
每天	补充2～6毫克/千克体重的元素铁，分2～3次服用。
每个月	复查血常规，如果血红蛋白水平增加10克/升，继续治疗。
每2～3个月	复查一次血常规，直到血红蛋白补充到正常水平。
再继续补充2个月	血红蛋白达到相应年龄的正常数值。

铁剂的选择

选择的原则

- 孩子容易接受的口味。
- 单独含铁制剂，避免复合维生素铁或者钙铁锌合剂。
- 按照元素铁的含量计算补铁的剂量。
- 适合孩子的剂型，如液体制剂。

常用口服铁剂的规格和元素铁含量

名称	规格	元素铁含量
多糖铁复合物	150毫克/片	150毫克/片
富马酸亚铁	200毫克/片	60毫克/片
琥珀酸亚铁	100毫克/片	30毫克/片
硫酸亚铁	300毫克/片	60毫克/片
葡萄糖酸亚铁	300毫克/片	36毫克/片
蛋白琥珀酸铁口服液	800毫克/15毫升/支	40毫克/支

注：节选自《妊娠期铁缺乏和缺铁性贫血诊治指南》（2014）。

关于铁的提问

Q：铁剂饭后服用好还是饭前服用好？

A：儿童用的铁剂一般为饭后服用。

铁剂在空腹服用吸收最好，但对胃肠道刺激性大，所以儿童用的铁剂一般为饭后服用。根据服用的铁剂来决定什么时候服用。如果是2价的铁盐制剂，通常建议餐间服用，可以减少胃肠道不适症状。如果是多糖铁复合物，胃肠道刺激小，饭前饭后服用均可。服用铁剂期间，大便会呈现黑颜色、黑绿色。服用停止后，可以恢复正常的颜色。

Q：4个月的孩子补了鱼肝油，还需要补铁吗？

A：鱼肝油与铁没有直接关系。

鱼肝油主要是补充维生素D和维生素A，与补充铁元素没有直接关系。是否需要补充铁元素，要根据孩子是否有缺铁的高危因素、临床表现和实验室指标等进行综合判断。

Q：2岁宝宝补铁吃哪种铁剂？

A：选择液体制剂或者颗粒剂。

年龄比较小的宝宝，如果需要补铁的话，可以选择一些液体制剂或者颗粒剂。在服用铁剂时，可以让宝宝饭后服用，这样可以避免胃肠道受到刺激。

175

锌

锌对儿童的重要性

- 锌是人体内200多种酶的组成成分或激活剂。

- 缺锌可能会影响孩子的生长速度、食欲等。

- 锌能降低急性腹泻的严重程度，减少腹泻持续的时间。

哪些孩子容易缺锌？

评估孩子是否缺锌，血液检查缺乏敏感性，毛发检查也不准确。需要医生结合饮食、症状、查体结果综合判断。

绝大多数孩子都不存在缺锌的情况，但下列这些情况下孩子比较容易缺锌：

- 辅食添加不合时宜的孩子。

- 食物中锌来源不足的孩子。

- 胃肠功能障碍的孩子。

- 家中有吸烟人群的孩子（香烟中的镉会干扰锌在人体内的吸收和利用）。

- 蛋奶素食孩子。

锌的食物来源

中国居民膳食指南2016年最新的推荐剂量

1~7岁的孩子每天要摄入4~5.5毫克的锌。

我们来看看，哪些食物含锌比较多？

动物类产品：肉类、海产品、牛奶。

植物性食品：谷类、豆类、坚果类。

锌剂的补充

● 用于急性腹泻的辅助治疗：

推荐补充锌的剂量

 小于6个月
每天补充10
毫克锌元素

 大于6个月
每天补充20
毫克锌元素

使用疗程为10~14天。

● 经诊断为锌缺乏的孩子，治疗锌的口服剂量为每天1毫克/千克体重，疗程1~2个月。

● 如果孩子锌缺乏高危因素长期存在，建议小剂量长期口服，每天服用5~10毫克的锌元素。

关于锌的提问

Q：孩子挑食，是过敏体质，是否需要补锌？

A：锌和过敏、挑食没有直接关系。

目前研究显示，过敏和锌没有直接关系。而孩子挑食也要从各个角度综合来找原因，要从生活习惯和饮食习惯上来逐渐引导孩子，培养他对食物的兴趣。

Q：饭量小的孩子是缺锌吗？

A：仅凭食量大小并不能判断孩子是否缺锌。

孩子是否缺锌，需要综合评估来判断，仅凭食量大小并不能判断孩子是否缺锌。当发现孩子身高增长速度变慢且偏离正常水平时，如果同时伴有锌缺乏高危因素，则怀疑锌缺乏可能。

儿童轻中度的锌缺乏可表现为：生长缓慢、反复感染、轻微皮疹、食欲下降等，但上述症状均缺乏特异性，临床上识别比较困难。必要时可常规剂量补充锌治疗1～2周，如症状明显好转，则考虑为锌缺乏。

Q：孩子需要每天补锌吗？

A：不需要。

孩子如果辅食添加正常，没有特别的挑食、腹泻等其他问题，是不会缺锌的，没必要在没有经过专业医生的综合判断时随意进行补充，否则有可能会影响其他微量元素的吸收。

维生素D

认识佝偻病

佝偻病的全称是维生素D缺乏性佝偻病，它是由于孩子体内维生素D摄入不足，引起钙、磷代谢紊乱产生的一种以骨骼病变为特征的全身、慢性、营养性疾病，患病的多为3岁以内，尤其是3～18个月的孩子。

维生素D缺乏的表现

年龄	表现
3个月以内	●易激惹、烦闹，多汗刺激头皮而摇头 ●当病情继续加重会出现骨骼改变
3～6个月	●以颅骨改变为主，前囟边缘软，颅骨薄。轻按有"乒乓球"样感觉
7～8个月	●头形变成方颅，头围也较正常增大 ●肋骨与肋软骨交界处可摸到圆形的隆起，从上至下像串珠一样，以第 7～10肋骨最明显，称为佝偻病串珠 ●严重者，在手腕、足踝部亦可形成钝圆形环状隆起，称手、足镯
1岁左右	●胸骨和邻近的软骨向前突起，形成"鸡胸"
1岁后	●开始站立与行走后，双下肢负重可形成严重膝内翻（"O"形）或膝外翻（"X"形）样下肢畸形

维生素D的天然来源

通过晒太阳合成

年龄大的合成量少	年龄小的合成量多
深色皮肤的合成量少	浅色皮肤的合成量多
晒太阳的时间越 短合成量越少	晒太阳的时间越 长合成量越多
冬季合成量少	夏季合成量多

通过饮食摄取

● 鱼类。

● 鸡蛋黄。

● 强化维生素D的牛奶、面包等食物。

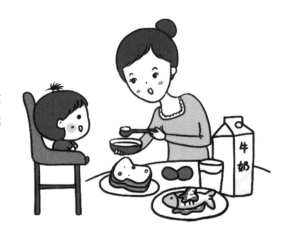

维生素D缺乏的原因

阳光照射不足

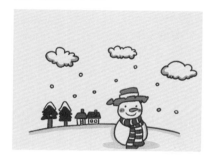

季节和年龄的影响。晒太阳的时间不够，冬季阳光照射减少。年龄小的孩子直接晒太阳容易晒伤，不能直接晒太阳。

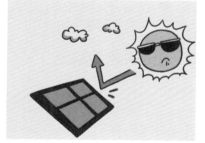

玻璃阻挡了紫外线。阳光中的紫外线不能通过普通玻璃，在室内会造成维生素D生成不足。

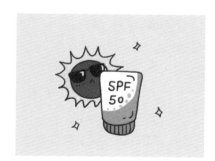

涂抹防晒霜。涂抹防晒霜后，皮肤不能合成足够身体需要的维生素D。

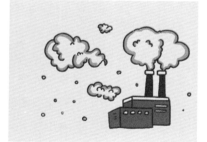

大气污染。大气污染（如烟雾、尘埃）吸收了部分紫外线，影响皮肤合成维生素D。

181

饮食摄入不足

● 天然食物中，奶类、肉类等维生素D含量比较少，而谷物类、蔬菜、水果中几乎不含维生素D。

● 我国强化维生素D的食物目前不多。

预防维生素D缺乏

当血清中25羟维生素D的值小于20纳摩尔/毫升时，认为是维生素D缺乏。佝偻病的预防应从孕期开始，以1岁以内的孩子为重点对象，并应系统管理到3岁。

人群	预防方法
孕妈妈	●经常到户外活动 ●进食富含钙、磷的食物 ●孕后期在秋冬季时，每天补充维生素D 400~1000 IU（使用维生素A 和维生素D 合剂时，为避免维生素A中毒，维生素A 每天摄入量应小于1万 IU）
婴幼儿	●每天有1~2 个小时的户外活动时间，尽量暴露头面部、手足等 ●出生后两周开始，每天摄入维生素D 400 IU至2岁（尤其是纯母乳喂养的孩子）
早产儿、低出生体重儿、双胞胎	●出生后就应该每天补充800~1000 IU维生素D，3 个月后改为每天400 IU

维生素D补充实例

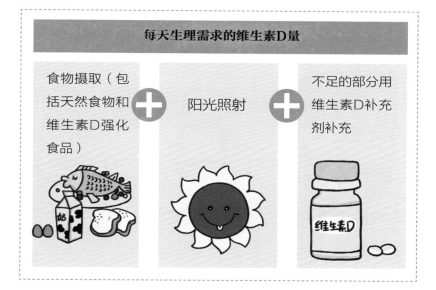

每天生理需求的维生素D量

食物摄取（包括天然食物和维生素D强化食品） ➕ 阳光照射 ➕ 不足的部分用维生素D补充剂补充

母乳喂养的孩子

2岁以内每天规律地服用400IU。

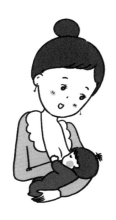

发烧、热性惊厥

感冒

咳嗽 急性喉炎

过敏性鼻炎

扁桃体炎

支原体肺炎

哮喘

便秘 腹泻、

疱疹性咽峡炎 手足口病与

皮炎 湿疹、

疫苗

钙、铁、锌及维生素D的正确使用

海淘网红药

蚕豆病

药品的使用与保存

附录

配方奶粉喂养的孩子

配方奶粉里强化了维生素D，是否要额外补充，补充多少，要通过计算才能知道。我们通过一个例子来说明：

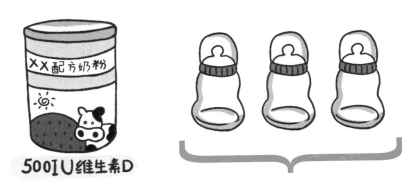

如果买到的配方奶粉中每升含500IU维生素D

孩子每天喝600毫升（0.6升）的配方奶粉

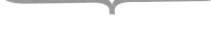

500IU/升×0.6升=300IU

从配方奶粉中摄取的维生素D的量是300IU，那么，这个孩子还需要补充100IU维生素D。

注意：有的配方奶粉成分表中用微克标示维生素D含量，IU和微克的换算关系是：1IU=0.025微克。绝大多数宝宝需要补充的400IU=10微克。

维生素D补充剂的推荐量与上限量

不同年龄的孩子每天生理需求的维生素D量

1岁前：400 IU

1岁后：600 IU

可是，购买的维生素D补充剂有时候会超出推荐量，家长因此而产生担忧：超过了推荐量，会不会引起维生素D中毒？

根据美国医学研究所2010 年的数据，人体每天最大能耐受的维生素D 的量因年龄而不同，具体数值见下表。只要每天不超过最大耐受量服用，就不会中毒。

不同年龄人群维生素D（VD）推荐摄入量和能耐受最大量表

年龄	推荐摄入量VD（IU/天）	上限VD（IU/天）
0～6 月龄	400	1000
7～12月龄	400	1500
1～3岁	600	2500
4～8岁	600	3000
9～18岁	600	4000

维生素D服用注意事项

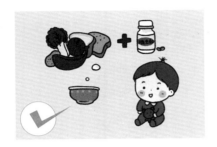

随餐服用

维生素D属于脂溶性维生素,随餐服用效果最好,因为食物中的油脂能促进它的吸收。

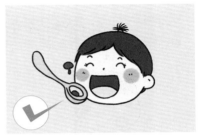

挤到小勺子里喂

剪开胶囊,将维生素D挤到小勺里喂给孩子吃。

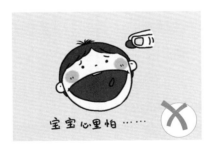

不要直接挤进嘴里

胶囊不要直接挤进孩子嘴里,万一家长没拿稳,胶囊壳容易掉进孩子的嘴里,堵在气道会引起窒息。

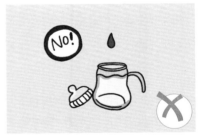

不要放在奶里

不要把维生素D挤到奶瓶里喂孩子,因为脂溶性的维生素D容易粘在奶瓶壁上,导致孩子吃不够推荐的剂量。

关于维生素D的提问

Q：**除了补维生素D，还需要补钙吗？**

A：**通常不需要。**

　　孩子对钙的每日需求量并不大，日常饮食中所含的钙量通常已经足够，不用额外补充。

Q：**维生素D需要服用到几岁？**

A：**2岁。**

　　通常建议孩子出生后2周开始服用维生素D，每天规律补充直到2岁。2岁后，如果孩子户外活动的时间足够长，就可以不用吃了，如果户外活动的时间比较短，或者生活的地方阳光照射不充足，可以继续补下去，保证每天不低于400IU的维生素D摄入。

Q：**孩子生病吃药期间用不用停服维生素D？**

A：**不用。**

　　维生素D很少会和其他的药发生相互作用，而且孩子感冒生病时，户外活动的时间比没生病时要少，更应该补充维生素D。

Q：**妈妈可以自己补充维生素D，通过乳汁喂给孩子吗？**

A：**不可以。**

维生素D通过母体吸收后,分泌进入乳汁的量很小,不足够补充孩子每日需要的推荐量,所以还是应该给孩子补充维生素D。

Q: 补充维生素D好还是维生素A+D好?

A: 最好补充维生素D。

无论国内还是国外,儿科医生普遍推荐孩子从出生后两周开始补充维生素D。欧美等国儿科医生推荐孩子常规补充的是维生素D,不推荐补充维生素A,因为他们认为维生素A 摄入过多会增加患心血管疾病以及肝损伤的风险。但由于国内生产单纯维生素D的药厂少,家长不太容易买到单纯的维生素D,这种情况下补充国内这种A+D的合剂也可以,不用担心维生素A过量,因为维生素A要长期每日补充1万IU以上才会过量中毒,而国内鱼肝油每日维生素A的推荐剂量都低于1万IU。

第十四章

海淘网红药的正确使用

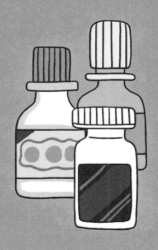

外用海淘药品

防蚊液

避蚊产品的成分解析

主要成分	时效	最小使用年龄	效果
DEET<30% 避蚊胺	8～10小时	2个月以上	有效
Picaridin<20% 派卡瑞丁	8小时	2个月以上	有效
IR3535 驱蚊酯<20%	4～8小时	2个月以上	有效
Oil of lemon eucalyptus PMD柠檬桉 20%~30%	6小时	3岁以上	有效
维生素B精油	不明确	不明确	无效/微效

婴幼儿使用任何外擦产品，都应该先小面积试用，确认没有过敏后再正常使用。

备注
● 正确使用下，安全有效，不用担心神经系统毒性
● 对于已经确诊的癫痫患者，容易发生癫痫的人群，或幼小儿童不要大面积使用
● 需要注意它对眼睛的刺激性
● 孕妇和儿童建议使用5%～10%浓度的产品
● 它是化学合成物质，类似胡椒碱，但不是"天然"的萃取物
● 上市后没有发现避蚊胺的不良反应，没有避蚊胺的特殊气味，神经系统的副作用和过敏率发生低
● 孕妇或者长期在户外不适合天天用避蚊胺的可以考虑用这个产品
● 挥发慢，保护效果长。可以安全替代避蚊胺
天然的提取物。不建议给3岁以下儿童使用
没有在美国环保署注册，安全有效性数据少，不建议用

常见的海淘避蚊产品

含有的主要成分	品种	特点
含派卡瑞丁的产品	美国OFF familycare clean feel 派卡瑞丁的含量是5%	先需要喷在自己的手掌上，然后再涂抹在孩子的四肢、脖子及其他皮肤裸露处。如果对着孩子手脚喷，自己需要站在上风的地方，避免药被风吹到自己眼睛里
	美国Cutter Advanced是派卡瑞丁浓度为5.75%的湿纸巾	携带方便
	sawyer Picaridin insect repellent lotion含有派卡瑞丁的浓度为20%	润肤露的形式，浓度高，挥发慢，效果持续时间长
	澳洲AEROGARD,含有主要成分派卡瑞丁的浓度为9.28%	虽然厂家注明使用对象为12月龄以上的孩子，但澳洲的卫生局与美国环保署，疾控中心一致声明2月龄以上的孩子和孕妇，哺乳期妇女都可以使用含派卡瑞丁成分的驱蚊液

含有的主要成分	品种	特点
精油类产品	加州宝宝驱蚊液	适用于年龄6个月以上，精油类易挥发，效果只持续20分钟，至没有味道就要再次喷用

蚊虫叮咬后的护理产品

品种	含有的主要成分	特点
美国Benadryl cream original	含有苯海拉明1%（加强版的含有的浓度为2%）、乙酸锌0.1%	用于2岁以上。2岁以下应用可能会由于吸收到体内而发生不良反应，如嗜睡
美国After bite	第一种：适用于2岁以上，含阿摩尼亚<1%、苯海拉明2% 第二种：适用于2岁以上，只含有5%的碳酸氢钠 第三种：适用于2岁以上，含有碳酸氢钠5%、阿摩尼亚2%～4%	含有的阿摩尼亚和碳酸氢钠可以中和蚊虫叮咬后的酸性物质，但如果已经起包、发痒，效果就不大了

品种	含有的主要成分	特点
日本无比滴	成人版每100毫升含有无比滴成分： 苯海拉明盐酸盐2%、薄荷醇5%、樟脑1%、甘草次酸0.2% 婴儿版成分： 苯海拉明盐酸盐2%、原维生素B_5	婴儿版虽然不含薄荷油、樟脑类精油，但因为含苯海拉明，不建议2岁以下的儿童使用
日本桃子水	主要成分：甘草二酸钠、尿囊素、桃叶提取物	并无蚊虫叮咬的止痒作用。使用的话，需要抹在无破损的皮肤上。对已经产生的痱子无效，预防尿布疹作用有限
美国小蜜蜂紫草膏		官网上介绍是用于提神醒脑、缓解疲劳的户外用品，相当于中国的清凉油的作用，不适用于2岁以下的孩子。不可用于皮肤破溃处

194

营养素及维生素

维生素D₃

品种	有效成分	使用提醒
加拿大 Baby D drops	维生素D₃，一滴是400IU 不含防腐剂，香味剂，色素	● 开瓶后90天内有效期 ● 滴的时候把瓶子倾斜到45°比较好控制
澳洲Ostelin 维生素D	维生素D₃，1毫升是400IU 不含糖、色素、防腐剂。有天然草莓香精，无人工香精	可以用，注意开瓶后40天内有效期

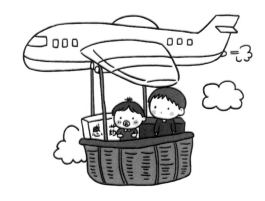

195

发烧、热性惊厥

感冒

咳嗽

急性喉炎

过敏性鼻炎

扁桃体炎

支原体肺炎

哮喘

腹泻、便秘

手足口病与疱疹性咽峡炎

湿疹、皮炎

疫苗

钙、铁、锌及维生素D

海淘网红药的正确使用

蚕豆病

药品的使用与保存

附录

维生素

品种	有效成分	使用提醒
澳洲Bioisland鱼肝油+鱼油	每粒中含有333IU维生素A	● 正常情况下婴幼儿不需要额外补充维生素A ● 这款产品含有的维生素D_3不能满足每天400IU的需求
小熊软糖（儿童多种维生素）	含30IU维生素D 含多种维生素	● 非特殊人群没有必要额外补充 ● 保存在孩子无法拿到的地方，因为它的味道好，如果孩子能拿到，会当成糖果吃，吃多了有潜在的维生素A中毒的风险

驱虫药

品种	有效成分	使用提醒
澳洲巧克力	双羟萘酸噻嘧啶	不要自行使用

钙

品种	有效成分	使用提醒
澳洲Bioisland 乳钙	每粒含钙元素（羟磷灰石78毫克），维生素D$_3$ 100IU	● 健康正常饮食的孩子不建议额外补钙 ● 磷灰石是无机钙，需要胃酸帮助吸收，儿童吸收有限，不推荐
童年时光 钙镁锌	每15毫升含钙元素（柠檬酸钙）252毫克、镁元素（柠檬酸镁）115毫克、锌元素（枸橼酸锌）2毫克、维生素D$_3$ 100IU	● 健康正常饮食的孩子不建议补钙 ● 柠檬酸钙是有机钙，容易吸收 ● 含有镁离子，可能会造成腹泻

口服补液盐

品种	有效成分	使用提醒
水果口味的口服补液盐 Pedialyte	氯化钠、氯化钾	按照说明书进行稀释，家长可以备这一款，孩子更容易接受

海淘感冒药

感冒咳嗽口服药

品种	有效成分	说明书提到的功效	使用提醒
德国小绿叶	常春藤叶子提取物、樱桃、柠檬	缓解慢性支气管炎与急性支气管炎伴随的咳嗽症状	在儿童中临床研究数据不充分，安全性有效性数据不充分，不推荐儿童使用
日本面包超人蓝色止咳药水	含可待因	强效止咳	可待因是中枢性强效镇咳剂，对婴幼儿的神经系统有损害，中国药监局明令可待因禁用于18岁以下的儿童
美国小蜜蜂（1岁以上）	蜂蜜、少量维生素C、锌	止咳	蜂蜜对干咳能起到缓解润喉的作用
美国小蜜蜂（1岁以下）	维生素C、锌、龙舌兰糖浆	止咳	对干咳能起到缓解润喉的作用

应用原则：禁止2岁以下婴幼儿服用感冒咳嗽药，4岁以下儿童不推荐使用，4~6岁儿童在医生的指导下使用，不建议家长自行给孩子使用。

外用通鼻产品

品种	有效成分	说明书提到的功效	使用提醒
澳洲 Baby-Balsam	桉树油、椰子油、芦荟萃取物、迷迭香提取物、薰衣草提取物	用于3个月以上的婴幼儿，在妈妈的爱与呵护下使宝宝放松，缓解不适。可涂抹于前胸、后背、脚底或者是妈妈身上	● 以安抚为目的可以用，目前没有不良反应报告 ● 迷迭香提取物含有少量天然樟脑油（0.22%），樟脑油有中枢神经毒性，虽然此款产品含量低，但家长应该了解不能因为此类产品表明可以给小婴儿使用就大量应用
美国加拿大产品 vicks vaporub	樟脑油 桉树油 薄荷油	用于2岁以上儿童或成人，短暂缓解咳嗽	有哮喘的孩子需谨慎用，因为薄荷油的清凉感有刺激性
德国 Nasen	盐酸赛洛唑啉	鼻塞	● 不能用于2岁以下儿童 ● 可以短期使用，长期使用可能会造成症状越来越严重

海淘便秘药

纤维粉类

安全，孕妇也可用。常见副作用：胀气，排气多。

注意：

● 需要配合充足的水同时服用，避免纤维在肠道结块。

● 与其他药物服用需要间隔2个小时。

● 不适用于阿片类药物造成的便秘。

● 服用后大约12～72小时起效。

● 不能取代天然的蔬菜水果。

纤维粉类

品种	使用提醒
Metamucil 纤维粉	含有洋车前草。加水后口感像果冻，与其他药间隔两小时，极少数人对此成分过敏。用于12岁以上
Citrucel纤维粉	含有甲基纤维素，完全溶解于水，口感好。不会造成过敏。6岁以上可以用
Benefiber纤维粉	小麦糊精，可完全溶解于水，口感好，无色无味。对小麦蛋白过敏的人应避免使用。6岁以上可以用

软便剂

品种	使用提醒
Pedia-lax	有效成分多库酯钠是表面活性剂，无刺激性，无吸收。可用于2岁以上儿童 。可用于孕妇。与其他药物间隔开2个小时。服用时用牛奶或果汁稀释，减少对喉咙的刺激

刺激性泻药

刺激肠道蠕动，长期应用可能会造成依赖性和腹部痉挛。不推荐长期使用，不推荐孕期使用，不推荐儿童使用。

刺激性泻药

品种	使用提醒
美国Senokot	番泻叶虽然是天然的，但不代表安全，不推荐长期使用
美国Bisacodyl	比沙可啶不可与牛奶或者中和胃酸的药同时服用，以免破坏药物糖衣，造成胃部刺激，不可嚼碎
日本小粉红药丸	含有大剂量比沙可啶，常见副作用为腹痛。11岁以下不建议使用
澳洲Normacol plus	含有梧桐科植物纤维和欧鼠李树皮的提取物，提取物在动物实验中有基因毒性，所以孕期和哺乳期禁用

渗透性泻药

品种	使用提醒
Miralax 聚乙二醇3500	可用于孕期，哺乳期。儿童可用 国内有产品聚乙二醇4000，没必要海淘
乳果糖	6月龄以上婴幼儿和孕妇可在医生指导下服用，同时多喝水，国内有，没必要海淘
Pedialax甘油肛门栓剂	只用于短期缓解，长期用会造成心理、生理依赖性。它等同于国内的开塞露

特别提示：海淘药，有风险！

儿科类的海淘网红药品现在越来越多，多是卖家炒作起来的。这里面存在诸多风险。

● 看不懂外文的药品说明书，容易用错药。

● 运输过程中没注意储存条件，容易买到失效药。

● 缺乏监督，容易买到假药。

海淘药品存在的质量风险要比国产药品存在的质量风险大，如果可能，尽量在国内买药。

第十五章

蚕豆病

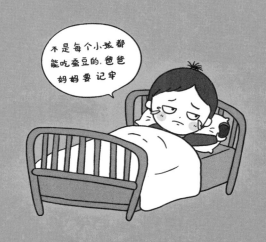

认识蚕豆病

蚕豆病是遗传疾病

　　蚕豆病的学名是遗传性葡萄糖–6–磷酸脱氢酶（G6PD）缺乏症。它是世界上最常见的遗传性酶缺乏病。它的发病受许多因素的影响，而且缺乏可预测性。虽然受影响人群数量大，但临床上发病率低。

高发地区

　　蚕豆病在我国的广东、广西、海南、云南、贵州、四川、江苏、浙江高发。

诱发原因

- 通常在进食蚕豆或蚕豆制品后。
- 哺乳期妈妈食用相关食物也可致宝宝发病。
- 接触文身、染发剂等化学物质。
- 吸入蚕豆花粉。
- 某些药物。

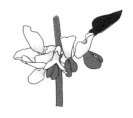

蚕豆病的发病特点

蚕豆病的发生缺乏可预测性

 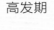 2个小时 1~3天

发病时间不等

季节周期性

 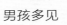 高发期

3月蚕豆开花　　　　　　　　　　5月成熟的季节

年龄和性别差异性

发生蚕豆病的人群中，有90%是5岁以下的孩子

男孩多见　　　　女孩少见

发病机理

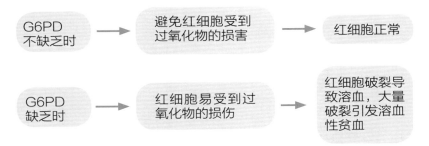

蚕豆病引发的风险

新生儿病理性黄疸

与正常的生理性黄疸相比较，病理性黄疸出现有早、重、黄的特点。严重的高胆红素血症可能引发核黄疸，造成慢性永久性损害。

急性溶血性贫血

蚕豆诱发的溶血常重于药物诱发的溶血。通常溶血性贫血有自限性，但严重的溶血性贫血需要输血治疗。

先天性非球形细胞溶血性贫血

高胆红素血症非常严重，需要换血疗法治疗。

日常饮食注意事项

需要严格禁食、禁用的

● 蚕豆及蚕豆制品。

蚕豆粉　　蚕豆粉丝　　蚕豆辣酱　　郫县豆瓣酱　　蚕豆生抽

● 苦瓜。

● 纯蚕豆饲料喂养的脆肉鲩等鱼类。

● 汤力汽水（又叫奎宁水、通宁汽水）。

● 特定的鲈鱼、鲫鱼、肉鸽需要询问饲料情况。

● 其他豆类。看孩子是否有自发溶血倾向，如果没有的话，不用避开所有豆类。

● 薄荷。饮食摄入少、风险低。但薄荷醇、薄荷脑加工品应避开。

● 指甲彩绘、文身颜料、染发剂。

● 苯胺染料、涂料、油漆。

● 含萘成分的防虫产品，臭丸和樟脑球类制品。

 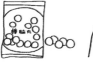

日常用药注意事项

用药原则

● 尽量少让孩子接触药物，能不用药就不用药。

● 看病时一定提醒医生孩子有蚕豆病，咨询有治疗经验的医生或者药师。

● 优选安全性高的药物。

● 用药后要注意观察孩子的反应。

如何选用退烧药？

● 退烧时优先选择使用布洛芬。

● 无自发性溶血的孩子，在没有布洛芬的情况下，可谨慎选用对乙酰氨基酚，用药期间注意观察反应。

● 有哮喘的孩子优先选择对乙酰氨基酚。

● 禁用阿司匹林成分的退烧药。

如何选用抗生素？

● 青霉素、头孢菌素类抗生素可用。

● 喹诺酮类（xx沙星）儿童禁用。

● 尽可能避开磺胺类，特定情况下需要咨询医生。

● 痢特灵（呋喃唑酮）、呋喃西林禁用。

● 黄连素（盐酸小檗碱）禁用。

腹泻如何选药？

- 口服补液盐可安全使用。

- 益生菌可安全使用。

- 腹泻严重时应尽快就医。

过敏和蚊虫叮咬如何选药？

- 视病情需要可使用西替利嗪或者氯雷他定。

- 糖皮质激素类外用药膏可以安全使用。

- 尽量不用苯海拉明和扑尔敏，特定情况下需要咨询药师或医生谨慎使用。

- 避免使用含薄荷和冰片等成分的外用药。

- 最好物理防蚊，可以使用派卡瑞丁成分的驱蚊液。

外伤如何选药？

- 外伤消毒首选碘伏。

- 可以使用创可贴。

- 可以用破伤风免疫球蛋白。

- 如果皮肤没有破损，可以使用含酒精的免洗消毒液。

- 禁用紫药水（甲紫/龙胆紫）。

- 禁用红药水（红汞/汞溴红）。

- 禁用双氧水（过氧化氢溶液）。

中药中的禁忌成分

● 应避开的中药：川连、黄连、牛黄、珍珠粉、金银花、腊梅花。

● 含有禁忌中药成分的中成药：保婴丹、五花茶、银翘散、半夏泻心汤、安宫牛黄丸等。

疫苗接种

● G6PD缺乏症孩子可以正常接种疫苗。

● 应告知保健科G6PD缺乏症的情况。

● 按时接受儿保体检评估。

● 每次接种疫苗前确保孩子无特殊疾病状态。

● 每次接种后应仔细观察孩子的反应，尽可能多饮水，好好休息，避免过度劳累。

● 急性溶血性贫血未纠正时不建议接种疫苗。

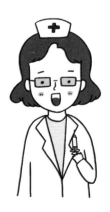

关于蚕豆病的提问

Q：含水杨酸、薄荷脑的洗发水都不能用吗？

A：尽量不用。

尽管外用这类物品接触的量很小，出现溶血风险的概率可能很低，但还是要尽可能避免给孩子使用含上述成分的卫生清洁用品，这些成分的卫生清洁用品本身的刺激性就强，应该选择适合孩子娇嫩肌肤的产品。

Q：小儿氨酚黄那敏是不是禁用的？

A：是。

小儿氨酚黄那敏含人工牛黄、扑尔敏（氯苯那敏），这些都是蚕豆病孩子禁用或慎用的，所以不能服用。

Q：为什么退烧优先用布洛芬，而不是对乙酰氨基酚？

A：对乙酰氨基酚是慎用级别。

对乙酰氨基酚有低危的风险，被归于慎用级别，如果是常规推荐剂量，短期内是可以谨慎使用的。但在过量的情况下会产生溶血风险。而布洛芬的安全性比对乙酰氨基酚更好，所以6个月以上的蚕豆病孩子发烧时，首选布洛芬退烧。

Q：可以用金银花泡水给孩子喝吗？

A：最好不要给孩子喝金银花水。

金银花水有可能引发急性溶血性贫血。虽然有的孩子喝了不会发病，或者不是每次喝都会发病，但是不代表下一次喝就不会发病。

喝了金银花水是否发生急性溶血性贫血，影响的因素比较多，和用量也有关，既然存在风险，最好还是不喝。

需要提醒的是，对于存在慢性溶血性贫血的孩子，应该严格禁喝。

Q：孩子以前吃苦瓜没事，是不是以后仍然可以吃？

A：最好不吃。

苦瓜中含有奎宁成分，而奎宁属于低风险的慎用药物级别，有证据和研究认为，奎宁有诱发溶血的可能性，也有临床报道溶血的病例，且苦瓜也不属于非吃不可的蔬菜，能避免还是尽量避免。即便是曾经吃过苦瓜没有出现溶血，也不代表以后食用苦瓜就一定是安全的。

第十六章

药品的使用与保存

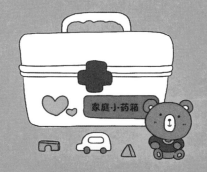

抗生素，一定要规范使用

认识抗生素

所有专业类医药书里，没有任何一本书会把抗生素定义为消炎药，正确的叫法都是抗菌药物，它的作用是抗感染，而不是消炎，而且是治疗由于细菌或者支原体等抗生素敏感微生物引起的特定感染。

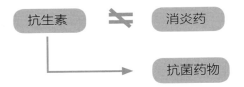

抗生素的出现拯救了很多人的生命。但抗生素是把"双刃剑"，因为它杀起细菌来有时是六亲不认的，不管是好细菌还是坏细菌，统统杀死，我们的肠道内分布着很多的有益细菌，是人体自身免疫的一个部分，当抗生素把它们杀死时，免疫力就会下降。可见，抗生素是"杀菌一万，自损三千"。

不是所有的炎症都要用抗生素

细菌感染会引起炎症，但并不是所有的炎症都是细菌感染引起的。

炎症不是某一种疾病的名称，而是很多疾病都会表现出来的一种症状，细菌感染、病毒感染、真菌感染、过敏、跌打损伤等都可以导致身体出现红、肿、热、痛等炎症的症状。

抗生素只对细菌等敏感微生物引发的炎症起作用，使用抗生素把敏感微生物造成的感染控制住后，炎症自然也就消了。但它对病毒、真菌、过敏、跌打损伤等引发的炎症没有消炎作用，用了也无效。

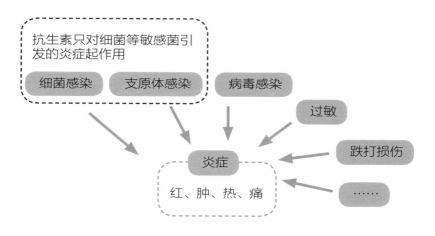

炎症是很多疾病都会表现出来的一种症状

什么是滥用抗生素？

抗生素并不是坏东西，它的出现挽救了很多人的生命。但是如果滥用，它就变成坏东西了。那么什么叫滥用抗生素呢？

最常见的就是感冒发烧时给孩子用抗生素，因为感冒发烧绝大多数是病毒感染引起的，抗生素对病毒无效。

滥用抗生素会导致细菌产生耐药性，等到真正有细菌感染的时候，抗生素就不起作用了。

如何正确使用抗生素？

针对细菌类型和感染部位选药

抗生素类药都是处方药，一定要在医生的帮助下使用，不要用上次生病剩下的药给孩子吃，因为不同病因导致的不同部位感染，需要使用不同的抗生素。

能口服就不注射

吃口服药比输液更安全，用抗生素治疗轻、中度感染时，首选口服的抗生素。治疗重度感染的时候，医生可能会根据病情采用输液的方法，一旦病情稳定，也可以换成口服的抗生素。

足剂量、足疗程使用

不需要用抗生素时坚决不滥用，但真正需要抗生素时，一定要足剂量、足疗程地规范使用。如果只是短期抑制了细菌生长，但还没把它们彻底杀灭就停用抗生素，就等于给它们留下复活的机会，它们一旦复活，就可能有了抵抗这种抗生素的能力，再次使用这种抗生素就不再有作用了。因此，使用抗生素一定要按疗程、足剂量地将药用完。

输液不是万能的

输液好得快？错了

孩子发烧，输液后很快就退了，所以家长觉得输液管用，这个观念已经根深蒂固了。

输液可以快速将体温降下来，是因为输液的过程也是补水的过程。而发烧的时候，是要多补充水分体温才能降下来的。可是，如果感染仍然存在，过几个小时还会烧上来，立竿见影的退烧效果并不代表病已经好了。

输液，风险很大

输液不应该是常规治疗选择，吃药—打针—输液，输液应该是排在治疗方法的最后一个环节，因为输液的风险很大。输液产生的快速过敏反应有可能造成过敏性休克，会危及生命。输液等于直接把原来封闭的静脉开放了，容易把细菌、病毒引入到血管里面，形成健康隐患，增加感染的风险。

输液不是感冒治疗的标配

普通感冒在医学上的名称是"上呼吸道感染"，明确的致病原因就是病毒感染。感冒后是否会有细菌感染的并发症，取决于入侵身体的病毒的毒力及被病毒入侵的个体的自身免疫力，和是否提前使用抗生素没有关系，因此，用抗生素输液去治疗普通感冒属于滥用抗生素行为，而且没有疗效。

不得不输液时，如何规避输液风险？

主动核对药品信息

● 在医生开药时，问医生开的是什么药，这些药的作用是什么。

● 在药房拿药时，问药师这是什么药，治疗什么病，药拿到手后再逐字和处方比对，打开药品说明书对照适应证无误后再交给护士。

● 护士扎针前，继续问护士这药是治疗什么病的，同时仔细核对输液袋上的病人名字及药品名称。

别擅自调整输液速度

输液的速度是根据药物的特点和安全性设置的，不能随便更改。如果随意将速度调快，液体大量涌入血管会增加心脏的负担。很多药物对血管有刺激性，如果输液速度过快容易发生静脉炎等不良反应。

注意输液不良反应

输液的操作是直接开放静脉，药物本身及输液操作都可能对患者造成严重不良反应和输液反应。如果输液中出现冒汗、心慌、呼吸困难、发抖、高热等反应，要及时通知医护人员。

说说非处方药

什么是非处方药？

　　药品包装盒的右上角有OTC 标识的药就是非处方药。OTC 是英文"Over The Counter"的缩写。翻译过来指的就是在柜台上可以自己随意挑选的药。它是可以不经过医生开处方，直接从药房或药店购买的药物。

非处方药的特点

　　被列入非处方药的药品，一般都经过临床较长时间的全面考察，具有以下诸多优点：

　　第一，适应证是患者能自我判断的病症，药物疗效确切，使用方便安全，起效快速。

　　第二，一般能起到减轻病人不适的作用，能减轻小疾病初始症状或防止它恶化。

　　第三，药品不含有毒或者成瘾的成分，不容易在身体里蓄积，不会产生耐药性，不良反应发生率低。

　　第四，药品说明书文字通俗易懂，患者可以在说明书的

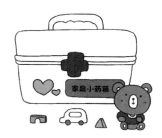

发烧、热性惊厥

感冒

咳嗽

急性喉炎

过敏性鼻炎

扁桃体炎

支原体肺炎

哮喘

腹泻、便秘

手足口病与疱疹性咽峡炎

湿疹、皮炎

疫苗

钙、铁、锌及维生素D

海淘网红药的正确使用

蚕豆病

药品的使用与保存

附录

指导下正确使用。

非处方药疗效不如处方药？

有的人认为非处方药的疗效不如处方药的疗效好，其实不对。处方药与非处方药并没有疗效的好与差之分。非处方药通常都是临床使用时间长、被证明安全且有效的药物，医生也常常会用非处方药来为患者治病。

有孩子的家庭常备非处方药

功能/症状	常备药
退烧止痛	对乙酰氨基酚、布洛芬
祛痰	盐酸氨溴索、乙酰半胱氨酸
缓解鼻塞、流鼻涕	生理性海水鼻腔喷雾器、盐酸羟甲唑啉鼻腔喷雾剂
腹泻	口服补液盐、蒙脱石散、益生菌
便秘	开塞露、乳果糖
胃肠胀气	西甲硅油
皮肤护理	低敏保湿霜、炉甘石洗剂、0.1%丁酸氢化可的松、红霉素眼药膏
外伤护理	碘伏、莫匹罗星软膏、创可贴
常备医用器材	体温计、纱布、绷带

药品说明书，重点看什么？

看清适应证

适应证是指该药品直接治疗的疾病。我们要仔细核对孩子的症状和说明书描述的是不是一样，对照症状来用药。

区分药品的商品名和通用名

药品的通用名是全球通用的，例如"对乙酰氨基酚"就是通用名。不同的药厂生产这个药时，往往给自己的药品注册独特的商品名以示区别，因此，"对乙酰氨基酚"的商品名就有"百服宁""泰诺林""必理通"等。给孩子用药时，要认准药品通用名，因为这个名称是唯一的。

认清有效成分

认清有效成分很重要，尤其是多种药物同时服用或服用复方药时，要看里面有没有相同的药物成分，以避免重复用药造成药物过量。

按用法用量正确用药

看清需要服用的药量和服用的方法，比如是在饭前还是饭后服用，能否空腹服用，每天吃几次，每次多大剂量等。

了解注意事项和不良反应

药品的注意事项包含了很多信息，如出现什么情况应该咨询医生，什么情况下应该慎用，孕妈妈、老人、儿童在服用过程中应该注意什么，漏服以后怎么办等。

不良反应主要是明确解释这种药物有什么副作用。一般来说，列出的不良反应越详细，看似很可怕，但恰恰说明这种药已经做过了充分的药理和临床验证，安全性可能更好。而没写任何不良反应或者不良反应标注"尚不明确"的药品，反而需要谨慎使用。

小儿用药量减半要不得

有的药品说明书上标明"小儿减半""小儿酌减"，这样的用药指导非常不科学。

成人药让孩子减半吃，实际上是把孩子看成缩小版的成人。缩小版的成人是什么概念？应该是肝、肾等功能已经健全，和成人完全一样，只不过是在身高体重上缩小了的人，但是孩子并不是缩小版的成人，因为他们的肝、肾等重要脏器的功能还在发育中，并没有发育成熟，并不适合"小儿减半"。

另外，成人用药后，很多药物成分是不易透过血脑屏障伤害到大脑的，但孩子的血脑屏障还没发育完全，某些药物的成分就会透过血脑屏障，对孩子的大脑造成伤害。所以，尽量让孩子吃儿童剂型的药物，不要随便将成人药减量给孩子吃。

关注禁忌证

药品说明书上都有"禁用""忌用""慎用"这些字眼。

禁用
指会使某些病人引起严重不良反应或中毒，所以禁止使用。

忌用
对某些病人可能出现严重不良反应，没有足够把握时要避免使用。

慎用
对某些特殊的人群提出的用药警告，使用时要谨慎，但仍然可以用。

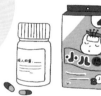

关注药品批准文号和产品批号

批准文号相当于药品的身份证。登录国家药品监督管理局的网站www.nmpa.gov.cn，将批准文号输入进去，查到有审批上市的批准文件的就是真药，查不到就是假药。

每一批药物编制固定的序列号作为批号，一旦出现药品质量问题或严重的用药事故，可以按批号追踪这批药品的去向并召回。

经常检查药品的有效期

有效期：指药品在规定储存条件下质量能够符合规定的期限。如药品的有效期为2018年11月，是指本药物在2018年11月30日仍有效，而到2018年12月1日则失效了。

失效期：指药品从生产之日起到规定的有效期满以后的时间。如药品的失效期为2018年11月，是指本药物可以使用的时间为2018年10月31日，到2018年11月1日就失效了。

存储药品有讲究

药品的存储注意事项在说明书上会有相关的说明，如在阴凉处保存、需要冷藏、需要避光、室温保存等。另外，药物不能存放在潮湿的地方，药品受潮容易发霉变质。

药品保存的要求

说明书上的要求	相应的温度要求
室温	指的就是25℃以下
阴凉处存放	指的是在20℃以下的环境存放
冷藏	指的是冰箱里面2~8℃的温度
冷冻	要−18℃左右

打开新的药瓶后，要把棉花或干燥剂扔掉，取药后要马上把瓶盖拧紧。因为棉花或干燥剂是在密封的环境中起干燥作用的，药瓶一旦打开通气之后，棉花或干燥剂会吸收药瓶外面的水分，这时再将它放回瓶子里反倒将潮气带给了药物。

儿童安全用药的10个注意事项

1.用药前仔细阅读药品说明书，确定理解用药剂量、用药次数和用药时间。

2.了解这种药的主要有效成分，选择正确的药物成分尤为关键，特别是常会用到的感冒药和退烧药。如果孩子需要同时服用两种药，而这两种药中的主要有效成分有相同的，一定要避免同时服用造成过量中毒。

3.如果孩子以前服用的药品曾经发生了过敏，那么说明书中含有和它相同的化学成分时，再次服用也会发生过敏，要避免再次服用相同成分的药。

4.给孩子选用儿童剂型的药品。在药房，家长会发现治疗同一种疾病有着不同的药，有时这些药还是同一个品牌。药品会按成人用药和儿童用药来区分，而儿童用药还按年龄或体重计算剂量。一定要选针对自己孩子疾病的儿童用药，并且严格按照说明书上的指示做。不建议把同样成分的成人药减半给孩子服用，因为家长可能认为把药片一切为二就是减半，但是药片中的主要有效成分是否也刚好减半？其实并不能确定。

5.了解孩子的体重。有些药物是需要按照孩子的体重计算给药。当家长不确定时，不要盲目地猜测孩子的体重，要精确称重后再计算用药剂量。

6.使用药品附带的剂量器。如果家长使用日常生活中的汤匙给药，其准确剂量是难以控制的。

7.在服用药品前，要询问医生或药师有没有注意事项。服药前一定要了解这种药物对孩子来说有没有禁忌证，或者这种药物是否能和食物、饮料、牛奶等同时服用。

8.三大重要检查。买药时，检查药品的包装是否完好，有没有任何被打开的痕迹或标签不清；回家后，仔细阅读药盒内的说明书，再次确定这是自己要选购的药；打开药瓶后，检查颜色、形状、大小和味道。如果有任何疑义，立即询问药师或医生。

9.一定要固定由一名家长负责给孩子喂药，否则妈妈喂了药，姥姥以为妈妈没有喂，就会发生重复用药的意外。因此，指定一个人给孩子喂药，就可以避免这个问题。

10.购买儿童不易打开瓶盖的儿童药，药品使用后要放置在孩子拿不到的地方或者锁进柜子里。

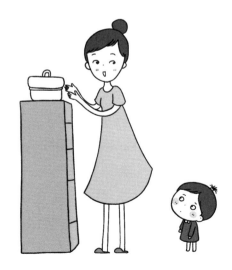

关于药品使用的提问

Q： 药品是不是越贵效果就越好？

A：不是。

人们常说"一分钱一分货"，价格高的东西质量就好。但药品不是越贵越好。药品价格是由它的研发成本、原料成本、工艺制备过程及销售环节等因素决定的，不是由药品对疾病的疗效好坏决定的。有些新药，由于研发成本高，定价会相应高，但不见得疗效就一定好过现有的老药。

Q： 能减少剂量以减小副作用吗？

A：减量可能导致药物无效。

有的家长担心药物对孩子产生副作用，想给孩子减少剂量服用。剂量减少了，确实对身体产生的副作用就小了，但同时也可能没有疗效了，吃了药等于白吃，所以，减量服用不可取。

Q： 一顿忘了吃药，下一顿一起补吃可以吗？

A：不可以。

如果给孩子忘服一次药，千万别下次找补。因为每种药物每次服用的正常剂量既能保证药物吸收入人体后能起到理想的治疗作用，又能尽可能地避免副作用。如果一次吃下两次的剂量，吸收到人体的药量起的可就不单单是治疗作用，而是过量的有害副作用了，严重者甚至会中毒。

正确的做法应该是：如果想起来的时候距离下次吃药还有足够的时间间隔，可以在想起时及时把忘记吃的药补上，下次的药仍然按原来时间服用。如果想起来的时候已接近下一次吃药时间，就不要补了，继续原剂量服用下一次的药就好。

Q: 混悬液有沉淀还能用吗？

A: 可以用，用前要摇匀。

混悬液指将难溶性固体药物以微粒的形式分布在液体制剂中，如布洛芬混悬液。这就好比一瓶果粒橙饮料，果粒在饮料中并不溶解，所以混悬液并不是澄清的，放久了会产生沉淀。因此，每次使用混悬液前，应像摇果粒橙饮料一样将其充分摇匀，以免药物分布不均而影响疗效。

附录

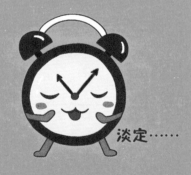

淡定……

破解发烧恐惧症

国外把家长过度担心孩子发烧而盲目治疗的现象定义为"发烧恐惧症"(Fever Phobia)。家长对发烧的过度担心源于误解，下面我们逐一破解。

误解	正解
发烧都有害	发烧不完全是坏事，一定程度的发烧还有增强免疫功能，抑制细菌与病毒生长和复制的好处
发烧会烧坏大脑	健康的大脑都有内在的调节机制防止发烧烧坏大脑。只有某些特殊情况：脑外伤、脑部感染、不能散热（如夏天被锁在封闭的车里）才会烧坏大脑
体温越高病得越重	儿童因体温调节中枢发育不健全，较小的刺激就可引起高烧。发烧是儿童成长中建立、完善、提高免疫力的必经过程，因此不会单纯以体温高低来判断病情的轻重
用退烧药能治病	发烧只是症状，不是疾病，用退烧药是为了缓解不适的症状，不能根治发烧的病因，即：治标不治本

科学应对发烧

原则：退烧以让宝宝舒服为目的，而不是一味地降低体温数值。

1.常规推荐体温大于38.5℃时使用口服退烧药，但此数值并不绝对，如果宝宝没烧到38.5℃就很不舒服时，也可以服药。当宝宝的体温超过38.5℃但精神状态很好或者以往经验可以耐受高烧，也可不服药。

2.宝宝熟睡时不建议叫醒服药。

3.儿童退烧药推荐对乙酰氨基酚和布洛芬。服药的同时要补充足够的水分，促进药物代谢和散热。

4.交替使用两种退烧药易出错，且无证据证明更有益，因此不推荐常规交替使用退烧药。

5.儿童禁用阿司匹林、尼美舒利、安乃近退烧。

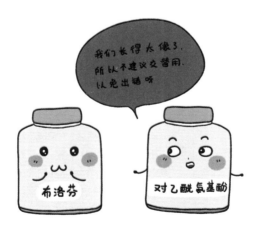

热性惊厥问与答

问题	解答
什么是热性惊厥?	6月龄～6岁的儿童发烧时的常见并发病,尤以12～18月龄高发,常具有家族遗传性
热性惊厥有哪些症状?	失去意识,身体僵直,翻白眼,四肢抽动,甚至口吐白沫
发作会持续多久?	大多数热性惊厥持续不足5分钟,少数会持续15分钟以上
如何正确应对?	将宝宝放平侧卧,移除周围的尖锐物品,记录发作时间、症状,最好录下视频
需要看医生吗?	不要强行束缚孩子,不掐人中,不往宝宝嘴里硬塞东西
惊厥会损害大脑或影响智力吗?	短暂发作的热性惊厥可等待惊厥结束后带孩子去看医生 持续长时间的发作要带孩子及时去医院 短暂发作的热性惊厥是无害的,不会损害大脑,也不会影响孩子将来的智力和学习能力
热性惊厥会进展为癫痫吗?	90%以上有过热性惊厥的孩子不会进展为癫痫,但下列情况需要专科医生通过专业手段与癫痫相鉴别: ● 单次惊厥发作时间维持1个小时以上 ● 惊厥发作时只是单侧身体抽动 ● 24小时内惊厥多次发作 ● 在不发烧的情况下发作惊厥

続表

问题	解答
热性惊厥会复发吗?	有下列情况的孩子容易复发: ● 首次发作时体温没有超过38℃ ● 发烧与惊厥发作的时间间隔很短 ● 首次发作时年龄小于15个月 ● 直系亲属中有热性惊厥史
发生过热性惊厥可以接种疫苗吗?	可以。发生过热性惊厥不是疫苗接种的禁忌证

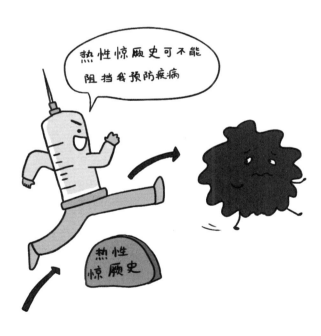

233

手足口防治速查

　　每年都有不少孩子感染手足口，现在我们就来了解一下这个时常侵扰孩子的病有什么特点，应该如何对付它。

分类	解读
病因	由多种肠道病毒引起，其中EV-A71型感染容易引起脑炎等严重并发症，称为重症手足口
传播途径	手足口可以通过接触病人的粪便、体液、污染的毛巾、玩具等传播。它也可以通过空气飞沫传播，如打喷嚏时的飞沫
症状	手足口的早期症状表现为发烧，随后出疹。还可伴有类似感冒的症状。重症的手足口可见：持续高烧、频繁呕吐、四肢抖动、呼吸困难、烦躁不安
疹子特点	● 疹子为透明水疱，集中在手、脚、口腔和肛门周围 ● 疹子有不痛、不痒、不结痂、不留疤的特点
治疗	● 轻症手足口对症治疗即可，不需要抗病毒药、抗生素、各种喷雾剂，1～2周就可自愈 ● 重症手足口需要住院治疗
预防	● 接种手足口疫苗可以预防由EV-A71型手足口病毒引起的重症手足口，没有其他药物可以预防，利巴韦林、开喉剑、板蓝根等均不能预防 ● 卫生部关于预防手足口病毒的"五句真经"：勤洗手、吃熟食、喝开水、勤通风、晒太阳

接种疫苗可预防由
EV-A71型引起的重症
手足口

EV-A71

疱疹性咽峡炎

分类	解读
病因	由多种肠道病毒引起。与引起手足口病的病毒多数重叠，但不完全一致。得过手足口病，还有可能得疱疹性咽峡炎，反之也一样
典型症状	突发高热（38.9～40℃），咽部见小红点，随后成小水疱，最后破溃成溃疡
病程	多数可自愈，约2～4日退热，5～7日口腔疹子消退
预防和护理	● 没有疗效确切的抗病毒药，不用阿糖腺苷、抗病毒口服液及各种抗病毒喷剂 ● 给宝宝吃易吞咽的食物。避免酸的、烫的，以免加重溃疡疼痛 ● 对症使用退烧药布洛芬或对乙酰氨基酚退烧和止痛。常漱口和刷牙 ● 用含氯的消毒液（如84消毒液）对孩子物品消毒 ● 注意手卫生，不亲吻宝宝的手和嘴 ● 为孩子提供独立的水杯和餐具，多喝水 ● 隔离2周
疱疹性咽峡炎与手足口的出疹部位不同	疱疹性咽峡炎仅在口腔有疹子 	手足口的疹子可在手、足、口、臀出现

235

小朋友与狗狗的相处之道

医生的建议	狗狗的心声
不要轻易接近陌生的狗狗	本汪像风一般流浪，没有打过狂犬疫苗呀
不要打扰正在吃饭、睡觉的狗狗	不要抢本汪的骨头，不要打扰美容觉
不要摸狗狗的耳朵、尾巴，不要盯着它的眼睛看	不要盯着眼睛看，不要随便摸耳朵，不要随便摸尾巴
不要对狗狗大喊大叫，不要激怒它	有事儿好好说呀

猫狗咬伤紧急处理

分类	解读
伤口处理	● 用肥皂水和流动水交替冲洗伤口至少15分钟 ● 用碘伏消毒伤口 ● 狂犬病毒能在没有氧气的环境下繁殖，所以不要包扎伤口
如何打狂犬疫苗	情况一：第一次被咬，之前没打过疫苗 ● 5针法：于第0、3、7、14、28天各打1针 ● 4针法：于第0天打2针，第7、21天各打1针 （选哪一种打法要遵医嘱。） 情况二：第一次被咬，之前打过3针疫苗 （高危人群比如家里养宠物的人，已进行过预防性接种。） 于第0、3天各打1针 情况三：再次被咬，之前被咬后全程打了疫苗，再次被咬发生在接种疫苗后的 ● 半年内：一般不用打 ● 半年~1年：于第0、3天各打1针 ● 1~3年：于第0、3、7天各打1针 ● 超过3年：再次全程打

续表

分类	解读
注意事项	● "十日观察法"仅适用于无狂犬病流行的国家，且只适用于狗、猫和雪貂。我国是狂犬病流行国家，被狗咬伤后，应立即打狂犬疫苗预防，10天后确认咬人的狗健康后，可中断疫苗接种 ● 家养的健康的狗、猫，明确打过两次兽用疫苗，尤其是被咬人在过去的3个月内打过狂犬疫苗，可以先观察，不用打疫苗 ● 用不用打狂犬免疫球蛋白，要遵医嘱
"铲屎官"的一日三省	● 出门遛汪拴狗绳了吗 ● 出门遛汪捡狗屁屁了吗 ● 定期给汪星人和猫星人打狂犬疫苗了吗

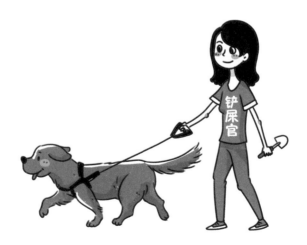

儿童中暑的防治

分类	解读
病因	高温、高湿、暴晒、通风不良使人体发生散热障碍，体内热量蓄积而发生中暑
症状	轻症：头晕，头疼，面色潮红，口渴，大汗，乏力，恶心等 重症：分三种，可出现一种，也可混合出现： ● 热痉挛——剧烈运动后肌肉抽搐，发生在腹部，胳膊或腿。患儿意识清楚，体温一般正常 ● 热衰竭——头晕、恶心、低血压，皮肤湿冷等。患儿意识清楚，体温正常或稍高 ● 热射病——昏迷、虚脱、高热（>40℃）等。严重者可致死
儿童中暑的处理方法	● 转移——立即将患儿转移到通风、阴凉、干燥处 ● 降温——脱去患儿过多的衣服，用冷湿毛巾擦身，开空调或电扇，尽快散热。退热药对中暑引起的发热没有用，还可能会加重中暑的并发症，不应使用 ● 补液——在患儿意识清楚的情况下，少量多次给孩子饮用淡盐水，预防脱水 ● 转送——如患儿出现意识不清、高热、休克等严重症状，需立刻就医
如何预防	衣：轻薄、透气、宽松，室外活动时戴遮阳帽，涂防晒霜 食：高温高湿的环境，给孩子多喝水，不要等口渴才喝 住：保持室内空气流通，湿度适宜，将空调开到凉爽舒适的温度 行：避免高温时段外出，不将孩子一个人留在车内。车内密闭狭小，温度升高快，孩子极可能中暑，非常危险

溺水救援

施救类型	具体措施
水中施救	切记：保证自身安全前提下再救人 ● 岸上的施救者最好用棍棒、抛绳等施救 ● 如需下水，可借助船或漂浮物接近溺水者。尽量多人协作救援 ● 不要一头扎进水中，易损伤脊柱，易错过溺水者
岸上施救	切记：不要把溺水者倒立起来控水 第一步，判断意识呼吸：无反应，无呼吸，立刻开始心肺复苏。让别人打急救电话，寻找自动体外除颤器AED 第二步，开始心肺复苏。溺水者的心肺复苏顺序是先开放气道，后胸外按压：Airway→Breathing→Compressions

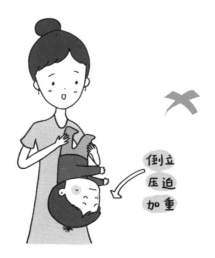

倒立
压迫
加重

溺水心肺复苏步骤(A-B-C)

步骤	具体措施
开放气道	清理溺水者口鼻杂物
人工呼吸	先做5次人工呼吸，每次1秒。捏住溺水者鼻子，正常呼气，使其有胸廓隆起
胸外按压	如果有效的人工呼吸后没反应，立刻开始高质量胸外按压。30次按压加2次人工呼吸。随后重复30:2循环

托下颌法

胸廓隆起为有效

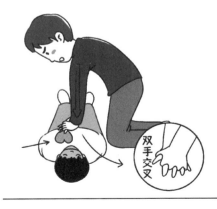

双手交叉

- 如无反应，继续胸外按压，直到AED连好，听从AED的指示
- 避免按压中断，除非患者已恢复或AED指示离开
- 切记：溺水者的心肺复苏顺序是先人工呼吸后胸外按压，这与一般的心肺复苏顺序不同

241

防蚊实用贴

分类	解读
蚊虫叮咬的害处	局部不适：叮咬部位红肿、发痒、感染 传播疾病：蚊子叮咬还可传播乙脑、疟疾、寨卡、登革热等疾病
防蚊措施	● 勤洗澡，清理卫生死角，安装纱窗、纱门 ● 室内可选择含除虫菊酯的蚊香，户外活动时用驱蚊液 ● 2月龄以上的宝宝首选含避蚊胺、派卡瑞丁的驱蚊液 ● 3岁以下的宝宝不要选用含有柠檬桉叶油成分的驱蚊液 哇！小鲜肉 驱蚊剂 让蚊子找不到 我怎么找不到小鲜肉啦
注意	B族维生素碾碎溶水涂抹驱蚊、香油驱蚊、驱蚊手环、驱蚊贴、驱蚊药包等方法不科学，驱蚊效果不佳，不建议采用

分类	解读
使用驱蚊花露水的注意事项	● 只用在外露皮肤上，不可接触伤口、眼、嘴，耳部要少用 ● 先将花露水喷在大人的手上，再抹到宝宝身上，不要直接喷在宝宝手上，以防误服 ● 使用花露水后，如果发现皮肤有红肿、过敏等表现，要立刻停用 ● 回到室内后，要用肥皂将花露水洗掉，并用清水冲洗皮肤 ● 花露水有腐蚀性，避免接触皮革用品和丝质衣物
蚊虫叮咬后如何处理	● 用肥皂水清洗 ● 在叮咬处用冰袋冷敷，每2～3小时冷敷1次 ● 可在叮咬处外涂炉甘石洗剂或薄荷膏（2岁以上）来止痒 ● 如果叮咬处肿胀严重，可外涂弱效或中效的激素药膏，也可口服抗过敏药。如果出现细菌感染，可涂红霉素软膏或莫匹罗星软膏 ● 发现与叮咬相伴的发烧、血尿等，要马上就医

假日出游小心蜱虫

分类	解读
栖息地	蜱虫主要栖息在草地、树林中
叮咬危害	● 局部红肿 ● 可传播细菌、病毒、寄生虫等感染性疾病 ● 还可分泌毒素，罕见情况下造成瘫痪
叮咬预防	● 避免长时间在草地、树林中坐卧 ● 户外活动时穿长袖衣裤，裤脚塞进袜子内，穿浅色衣服，以便看清趴在衣服上的蜱虫 ● 户外使用含有避蚊胺的驱虫喷雾剂（避蚊胺可安全用于2月龄以上的儿童） ● 返回室内后查看有无被蜱虫叮咬，重点查看头皮、腋窝等处
叮咬处理	被咬后，用酒精涂抹蜱虫身体，然后用镊子取出，如果没有完全取出，应立即就医 ● 蜱虫的嘴有倒刺，不要硬拽，以免蜱虫更加深入 ● 一定要将蜱虫的嘴（口器）取出，不要留在体内，造成感染 ● 不要挤压它吸过血的腹部，以免污染的血液回流，造成感染
处理手法	用镊子夹住蜱虫的头部，而不是腹部，将蜱虫垂直取出

二类疫苗推荐打哪些?

一类疫苗和二类疫苗的分类是依据是否由政府买单免费提供，免费就是一类，不免费就是二类。不是依据疫苗对儿童的重要性分类，也不是依据疫苗的安全性分类。如果经济条件允许，推荐接种下列二类疫苗。

疫苗种类	推荐理由
13价肺炎	肺炎球菌感染在2岁以下的儿童中高发，感染后严重并发症多
手足口	手足口儿童中高发，其中EV-A71型手足口病毒的感染可有严重的并发症，如脑炎
水痘	水痘在儿童中高发，患病后水痘病毒可能潜伏体内，成年后可发生带状疱疹
Hib（b型流感嗜血杆菌）	b型流感嗜血杆菌可引起脑炎、肺炎，在2岁以下儿童中高发
流感疫苗	流感不同于普通感冒，容易引起严重的并发症，儿童为优先接种人群

245

发烧、热性惊厥 | 感冒 | 咳嗽 | 急性喉炎 | 过敏性鼻炎 | 扁桃体炎 | 支原体肺炎 | 哮喘 | 便秘、腹泻、手足口病与疱疹性咽峡炎 | 皮炎、湿疹 | 疫苗及维生素D | 钙、铁、锌海淘网红药的正确使用 | 蚕豆病 | 药品的使用与保存

附录

速查复方感冒药服用注意事项

分类	解读
品种	儿童感冒药多为复方制剂，一种药物含有多种有效成分
欧美等国的使用原则	2岁以下：禁用 2~4岁：不推荐使用 4~6岁：可以在医生指导下使用 6岁以上：可以根据自己的症状自主使用
为什么有年龄限制	● 此类药在2岁以下儿童身上做的研究很少，通常根据成人剂量推算的儿童剂量不科学，无法保证用药安全 ● 此类药多为复方制剂，含抗过敏的扑尔敏、减充血的伪麻黄碱等成分，一旦服用过量可能致命 ● 幼儿感冒多由病毒引起，病程一般5~7天，此类药不会缩短病程

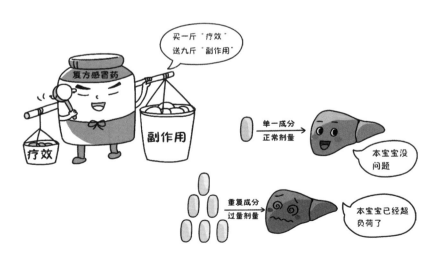

儿童流感的预防

预防手段	具体措施
接种流感疫苗	接种流感疫苗是预防流感最有效的手段 ● 6月龄或以上的宝宝应在每年的流感季接种流感疫苗 ● 如果宝宝不满6个月，看护人和家庭成员应该接种流感疫苗，以防传染给宝宝
药物预防	药物预防不能代替疫苗接种，只能作为没有接种疫苗或接种疫苗后尚未获得免疫能力的重症高危人群的紧急临时的预防措施
一般预防措施	● 增强体质，勤锻炼，勤洗手，多通风，保持环境清洁，减少到人群密集场所活动，以避免接触呼吸道感染者 ● 保持良好的呼吸道卫生习惯，咳嗽或打喷嚏时，用纸巾、毛巾等遮住口鼻，尽量避免触摸眼睛、鼻或口 ● 流感症状出现前一日到出现后七日都是具有传染性的，在此期间尽量减少外出，戴口罩避免传染给他人

感冒的护理方法

症状	护理
鼻涕、鼻塞	可用生理性海水鼻腔喷雾器清洗鼻子
咳嗽，咽痛	● 室内湿度保持在60%左右 ● 避免吸入二手烟 ● 多喝水，1岁以上宝宝可以喝蜂蜜缓解
发烧	可以用单一成分的退烧药退烧： ● 对乙酰氨基酚10~15毫克/千克/剂次，每4小时1次，一天最多5次 ● 布洛芬5~10毫克/千克/剂次，每6小时1次，一天最多4次 不推荐两种退烧药交替使用

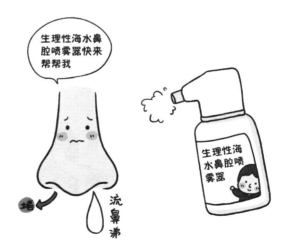

生理性海水鼻腔喷雾器快来帮帮我

堵

流鼻涕

生理性海水鼻腔喷雾器

儿童扁桃体炎知识要点

扁桃体呈粉红色，形状像橄榄，于咽部的两边左右各一个，它是人体免疫系统的一部分。当病原体入侵过多时，会刺激扁桃体产生剧烈免疫反应，出现发炎、肿大的现象，这就是扁桃体炎。

分类	解读
常见病因	病毒性(约占50%)；细菌性(约15%)——以A组链球菌为主
易发年龄	3~14岁
主要症状	红（扁桃体红肿），肿（淋巴结肿大），热（高热或寒战），痛（咽痛吞咽疼痛、头痛）
治疗方案	病毒性，无须治疗，无须用抗生素，自己会好(自限性)。细菌性要用抗生素治疗。常用青霉素类、头孢类抗生素。抗生素应该由医生处方使用，而且要足疗程治疗
护理方案	最有效、最常见的护理方案是用温盐水漱口
饮食安排	以清淡、易吞咽的食物为主
预防传播	感染期间为了避免病原菌传播，病人用的水杯、毛巾、餐具不要与家人共用，也不能与其他物品在一个水盆中清洗

249

外用激素使用原则：三不与三要

使用原则		解读
三不	不滥用	水痘脓皮病、接种疫苗后疱疹、单纯疱疹、带状疱疹等细菌性或病毒性皮肤病不适用。手癣、脚气、玫瑰痤疮、口周皮炎等真菌性皮肤病也不适用
	不拒绝	有明确适应证如湿疹要合理使用，不要拒绝用药，以免耽误治疗。局部用药不会引起全身不良反应
	不含氟	儿童尽量避免使用含氟激素，如氟轻松
三要	要清楚强度	尽量选择弱效的，但在疾病的急性期，可选用稍微强效的，好转之后换成弱效的
	要知晓部位	用于面部、腋窝、阴囊、腹股沟等皮肤柔嫩处时应尽可能选弱效激素
	要明确用量	最多一天用两次、全身涂抹时使用面积不超过全身面积的⅓

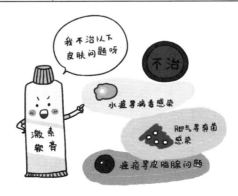

外用糖皮质激素的效能分级

级数	效能	常用激素
I级	超强效	0.05%二丙酸倍他米松增强剂软膏 0.05%氯倍他索软膏、乳膏 0.05%丙酸氯倍他索乳膏
II级	高强效	0.05%二丙酸倍他米松乳膏 0.05%卤米松乳膏 0.05%氟轻松乳膏 0.1%哈西奈德乳膏
III级	强效	0.05%丙酸氟替卡松软膏 0.1%戊酸倍他米松软膏
IV级	中强效	0.025%氟轻松软膏 0.1%曲安奈德乳膏 0.1%糠酸莫米松乳膏
V级	弱强效	0.1%丁酸氢化可的松软膏 0.025%氟轻松乳膏
VI级	弱效	0.05%地奈德乳膏 0.03%氟米松特戊酸酯乳膏 0.05%二丙酸阿氯米松乳膏和软膏
VII级	最弱效	1%氢化可的松乳膏 0.1%地塞米松乳膏

毛细支气管炎知识要点

分类	解读
病因	2岁以下儿童以毛细支气管炎症为主的病毒感染
症状与病程	最初症状像普通感冒:鼻塞、流涕、喷嚏、发热，食欲下降等。随疾病进展可出现以下症状: ● 阵发性咳嗽、阵发性喘憋 ● 呼吸加快或呼吸用力 ● 喘鸣，即呼吸时有口哨音(通常持续7日左右) ● 严重咳嗽（可持续14日或更长）
需紧急就诊的情况	● 呼吸暂停、呼吸频率大于60次/分 ● 肋骨间或胸廓下方的皮肤和肌肉看上去有内陷 ● 进食量明显减少 ● 尿量明显减少 ● 易哭闹，嗜睡或昏迷
治疗与护理	重点在护理，常规不用药、抗生素无效 ● 密切关注病情变化，识别需要紧急就诊的情况 ● 保证呼吸道通畅。保证充足供氧 ● 保证足够的能量供应 ● 确保孩子摄入足量液体 ● 在孩子的居室放置加湿器 ● 用吸球从孩子鼻腔中吸出黏液 ● 1岁以上的孩子可用枕头将上半身垫高 ● 避免二手烟
预防	● 病毒通过呼吸道飞沫传播，所以要勤洗手 ● 母乳喂养 ● 每年接种流感疫苗

儿童急性腹泻的科学用药

病因	药物治疗
最常见：病毒感染（轮状病毒、诺如病毒）。其次：细菌感染。	治疗核心：补液。选择口服补液盐Ⅲ，少量多次服用，不要用果汁、运动饮料来补液
	● 辅助治疗：补锌、补充益生菌 ● 补锌：疗程10～14天，6月龄以上20毫克／天，6月龄以下10毫克／天 ● 益生菌：优选布拉氏酵母菌、鼠李糖杆菌
	● 退烧药：用单一成分的退烧药，如对乙酰氨基酚或布洛芬 ● 反复发烧需要及时就诊，不要用退烧药掩盖症状 ● 常规不推荐两种退烧药交替使用
	● 抗生素：病毒性腹泻不推荐使用 ● 轻度细菌性腹泻可不用 ● 严重细菌性腹泻或有并发症时建议使用
	止泻药：不推荐常规使用
	抗病毒药：不推荐使用
	● 服药顺序：抗生素和大部分益生菌间隔2个小时 ● 锌和奶不能同时服用

253

避开儿童用药 "雷区"

雷区	扫雷妙招
喂药间隔太短 看到被疾病折磨的孩子，家长会变得十分不淡定，总想着让孩子快一些好，比如孩子发烧，服用对乙酰氨基酚应该是每4个小时1次。有的家长因为担心孩子再烧起来，间隔两三个小时就给孩子喂药，这就容易造成孩子药物过量	**明确喂药时间** 家长在给孩子喂药时，一定要按照医生或药师交代的时间间隔给孩子服药。如果记不住，可以写在药瓶上，在手机里设置备忘录，到时间提醒
喂药剂量不对 家长普遍认为只需要把大人的剂量减半就可以给孩子服用。这种错误的认识和做法经常会使孩子用药过量。儿童的剂量选择是基于孩子的年龄和体重，不是成人剂量的"缩小版"	**记住正确剂量** 按照医生和药师指导的用法、用量给孩子喂药，并在药盒上贴好标签，写好具体用量
吃错药了 这种情况经常发生在两种药物包装比较相似的情况下，比如退热药美林和泰诺林，化痰药氨溴索和氨溴特罗等。给孩子喂药的家长不能固定一人时，也容易发生用错药的情况	**将药品妥善保管好** 一定要把药品与孩子的零食分开存放，药品要放在孩子拿不到的地方 **找不同**

续表

雷区	扫雷妙招
喂药的剂量不准 有的时候，家长在喂药时，量取的方法和工具不对，使得剂量不准确。比如使用没有刻度的小碗、小勺量取液体药物，这样很容易造成剂量不准。有的家长因为看错单位，比如把毫克看成了毫升，造成了用药错误 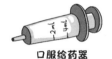 **口服给药器**	**量取准确剂量** ● 应该用有刻度的容器或者口服给药器来准确量取药物 ● 看清剂量单位，是毫克还是毫升，是毫克还是克
误服药 有的药片颜色鲜艳，外形和糖果相似，有的药液口味和果汁类似。当家长把药品随意放置，孩子能轻易拿到时，会误以为它们是糖果、果汁，就会造成误服 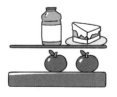	**喂药前核对药品** ● 看清药名。一定要反复确认药名和药品包装后才给孩子服药 ● 及时整理药物，给药盒易混淆的药品贴上警示标签。把不用的药单放出来 ● 尽量固定一位大人给孩子喂药

续表

雷区	扫雷妙招
抗生素没有吃够疗程 有的家长认为"是药三分毒",能少吃就少吃。这种对用药谨小慎微的态度是值得肯定的,但是对于有些针对病因进行治疗的药物,比如抗生素,这样不吃完全程的做法却是错误的	**要全程足量服用抗生素** 抗生素一旦服用就要服用全程,否则非但治不了病,还会出现细菌耐药的现象。所以,要遵照医生的交代,全程足量用完抗生素,不要因为症状缓解就提前停药 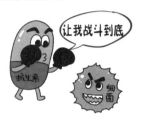
吃剩的药留着用 有的家长看孩子这次生病,吃了某种抗生素后孩子的病好了,就认为这个药很有效,把吃剩下的留着,等孩子以后出现类似的症状时接着服用。还有的家长出于不能浪费的心理,把孩子吃剩的药留着,也没有经常查看有效期,造成家里大大小小的瓶瓶罐罐一大堆,这样非常容易发生用药错误	**经常检查、清理药品** ● 要由医生明确孩子的诊断后,再给孩子服用药物,而不是照搬上一次的药物 ● 及时整理、清理家中的过期药品 ● 要记住的一点,眼药水开封后保质期只有一个月,过期要及时丢弃 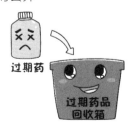

孟鲁司特钠的使用注意事项

分类	解读
临床应用	**哮喘或咳嗽变异性哮喘** 仅作为运动诱发哮喘的首选药，其他哮喘治疗的首选药是吸入激素。吸入激素不能有效控制症状时才考虑联合使用 **过敏性鼻炎** 不常规推荐，仅在合并哮喘时才考虑选用 **毛细支气管炎或儿童阻塞性睡眠呼吸暂停综合征** 不常规推荐
优点	耐受性好，一天1次服用方便
缺点	● 疗效不如吸入激素，处于次选药地位 ● 长期低剂量吸入激素对儿童的生长发育无显著影响，只需要定期检测身高，无须过度担忧激素副作用而错失治疗过敏性鼻炎、哮喘等疾病的最有效药物
最低年龄	FDA批准用于6月龄以上，国内说明书标注12月龄以上儿童
不良反应	有神经精神系统不良反应的报道，如幻觉、失眠、兴奋易怒、抑郁等，特别是在开始治疗或增加剂量时，需额外关注，一旦出现不良反应需停药，并及时就医

257

川崎病的判断与用药

川崎病（Kawasaki disease）又称黏膜淋巴结综合征，是一种常发生在5岁以下婴幼儿身上的急性、发烧性、出疹性疾病，由于此病是由日本医生川崎富作首次报道出来的，因此被称为川崎病。

分类	解读
典型症状	首发症状是发烧，身上同时伴发有疹子，所以常常会被误诊为感冒、麻疹或猩红热。通常表现为持续性发烧、皮疹、口唇红、手掌及足底脱皮和淋巴结肿大等
判断方法	● 持续发烧5天以上，发烧大多在38～40℃ ● 双侧白眼球、结膜充血，但没有眼部分泌物 ● 口腔和咽部黏膜充血，嘴唇发红并干裂，并呈现草莓样舌 ● 颈部淋巴结肿大。这一症状是所有主要症状当中出现频率最低的一个，2岁以下宝宝出现的比例可以低到50%以下 ● 躯干部形成多形性红斑，但没有水疱或结痂。红斑或者渐渐消退，或者形成更大的斑，像地图一样 ● 发病初期掌心和脚心出现红斑、红肿，如同冻疮一样硬肿。发病的第10～15天进入恢复期，开始出现手指和脚趾的膜状脱皮

分类	解读
用药	川崎病早期治疗效果非常好，在宝宝发病12天以内治疗早期，绝大多数可治愈，主要有2种治疗药物： ● 阿司匹林。早期需要的剂量会比较大，主要是针对炎症，后期继续使用小剂量的阿司匹林，主要是防止血栓 ● 大剂量的丙种球蛋白。使用后48小时之内，持续的高热就可能退下。通常在1周左右就可以出院，但心脏冠状动脉的病变有可能滞后，所以在治愈后的两个月内，要继续服用小剂量的阿司匹林，并定期进行心脏彩超或者心电图的复查
并发症	如果能早期诊断、早期治疗，川崎病导致的心脏并发症并不多见
特别提醒	宝宝打了丙种球蛋白后，通常需要根据使用的剂量不同，等待3～11个月不等的时间后再接种减毒活疫苗（如麻疹、水痘疫苗），但不影响灭活疫苗的接种（如乙肝、肺炎疫苗），也不影响口服减毒活疫苗的接种（如口服脊髓灰质炎疫苗）

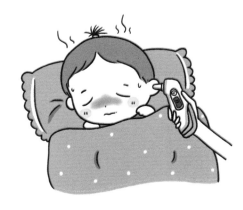

幼儿急疹的对症护理

幼儿急疹也叫幼儿玫瑰疹，是一种幼儿常见病，绝大多数的宝宝在1岁之前第一次发烧，都是因为这种病。

分类	解读
发病原因	病毒感染
典型症状	突起高烧，热退疹出。突然出现高烧，体温突然升到39~40℃，没有流涕、咳嗽等症状。3~4天后，体温迅速恢复正常。退热时或退热后数小时，宝宝身上出现细小、清晰的粉红色斑点状皮疹
皮疹分布	皮疹大多分布在头面部和躯干部，不痛不痒，不需要特殊护理和治疗，4天左右慢慢消退，不留痕迹
高发年龄	6月龄~1岁半
是否传染	一般不传染
对症护理	● 这种病对身体伤害没有那么大，如果高烧时用退烧药能退烧，宝宝精神状态好，就不用太着急 ● 首选的退烧药是对乙酰氨基酚，必要时每4小时1次。当对乙酰氨基酚用到15毫克/千克体重不能有效退烧时，直接换成布洛芬。必要时布洛芬每6小时1次，最大剂量可以用到10毫克/千克体重

这些年，家长们做错过什么？

对疾病的错误认知

发烧会烧成脑炎，会伤害大脑。发烧不会烧成脑炎。发烧本身不是一种疾病，而是多种疾病都可能出现的一种症状。通常只有大脑本身感染后导致脑炎，脑炎引发的发烧才可能伤害大脑。但这不是发烧烧成的脑炎，而是脑炎引起的发烧，因果关系不能颠倒。而像儿童常见的普通感冒引起的发烧，就不太可能烧成脑炎。

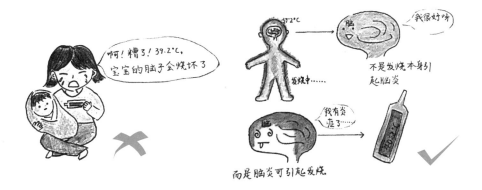

咳嗽会咳成肺炎，会伤害到肺。咳嗽本身也不是一种疾病，也是很多疾病都可能出现的一种症状。通常只有肺部本身感染后导致肺炎，肺炎引发的咳嗽才可能伤害到肺。但这是肺炎引起咳嗽而不是咳嗽咳成肺炎，同样因果关系不能颠倒。而像儿童常见的普通感冒引起的咳嗽，就不太可能咳成肺炎，反倒还能保护肺。

261

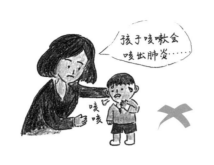

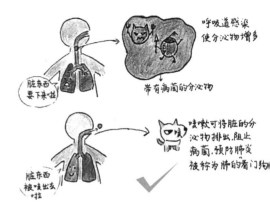

给孩子做错的那些检查

给没有临床症状的婴幼儿做微量元素检查。微量元素检查结果不能真实地反映孩子体内常量和微量元素的真实水平，这些检查必须要结合孩子的临床症状表现。如果孩子没有表现出任何不适的症状，单凭这些检测的结果不能作为临床诊断的依据，也不能以此作为治疗用药的依据。

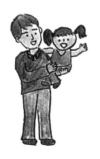

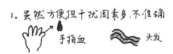

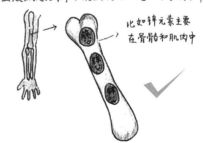

给生长发育正常的儿童做骨密度检测。 对于生长发育正常的儿童来说，如果没有反复骨折、骨畸形、X线提示骨量减少等情况，不需要常规进行骨密度检测，更不要做那些在药店、小诊所等地方的所谓对手指骨、小腿骨的检测，这些检测多半是"挂羊头卖狗肉"，骗家长们购买各种保健品的。

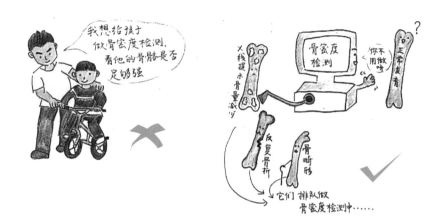

给孩子做错的那些护理

鱼刺卡住喉咙时吃馒头硬咽。 鱼刺卡住喉咙时，正确的做法是拿手电筒，让孩子张嘴发出"啊"的声音。拿一块纱布，外拉孩子的舌头往里看，能看到明显的一根鱼刺横在那里，就用一个长的细镊子把它取出来。如果自己看不到，要及时去看急诊，请医生取出，不要吃馒头硬咽，反倒导致鱼刺越扎越深。

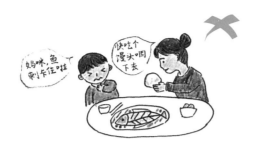

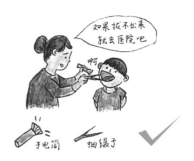

　　满月时剃光头。儿童头顶部的前囟一般在1岁以后才能闭合，太早理发，对剃头工具的卫生及理发师的技术要求都特别严格，而且也没有证据证实满月剃头会使孩子长大后的头发粗黑亮丽。如果孩子出生时头发浓密，天气炎热时为预防痱子和湿疹，建议将孩子的头发剪短，但不赞成剃光头，以免破坏毛囊，导致头发长得不好。

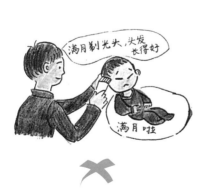

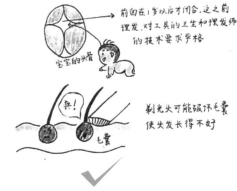

发烧时用冷毛巾或退热贴敷额头。发烧是身体免疫系统参与的全身防御反应，额头局部冷敷不能帮助孩子全身退烧。另外，退烧护理的主要目的是缓解孩子因为发烧导致的不舒服感觉，而额头上无论是贴敷冷毛巾、退热贴还是冰袋，都会导致孩子更不舒服。

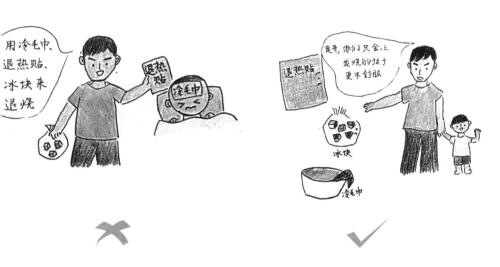

发烧时用酒精擦身降温。酒精容易透过儿童娇嫩的皮肤吸收入血而导致酒精中毒。给孩子降温正确的做法是少穿、少盖、少包裹以帮助散热；多喝水促进代谢排泄；必要时（腋下温度大于38.5℃）使用退烧药。

265

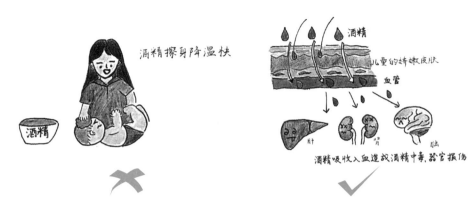

发烧时用被子捂汗。发烧时，给孩子过度包裹很容易引起"捂热综合征"，导致孩子全身大汗淋漓、脸蛋通红，甚至出现烦躁不安、口干、尿少、眼眶凹陷、皮肤弹性降低等脱水症状。严重者可能出现休克甚至死亡。

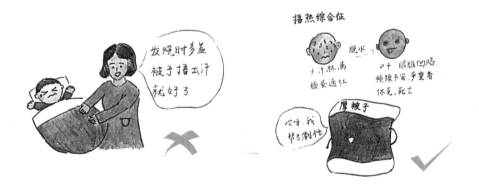

涂抹酱油或牙膏治疗烧烫伤。没有科学的证据证实酱油、牛奶、牙膏、香油等可以治疗烧烫伤，使用这些物品反倒可能造成伤口的感染。遇到儿童烧烫伤时，科学的做法是及时用流动的冷水冲15～30分钟直至疼痛减轻，严重烧烫伤需要及时就医。

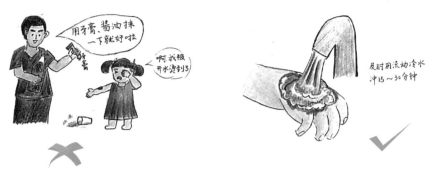

患湿疹时停喂母乳。 只有全身大面积湿疹发作的孩子才考虑食物过敏的原因。绝大多数湿疹宝宝避免湿疹发作的护理要点是注重皮肤的保湿滋润，避免丝、毛等易摩擦物品接触皮肤，避免过热出汗及过度日晒，避免使用碱性皂液等。别轻易给孩子断母乳，母乳是孩子最好的食品。

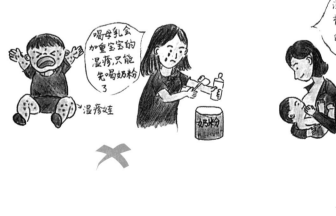

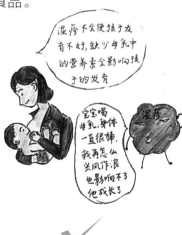

腹泻时不给吃东西。 过去的观点认为腹泻时应该不吃不喝，这样腹泻就会减轻。目前的观点主张，孩子腹泻期间应继续原来的饮食以防止脱水，同时提供营养和能量来对抗疾病。只是注意不要吃以前没吃过的食物或者生冷的食物，也不要强迫喂食。

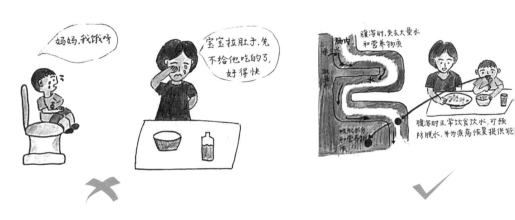

给孩子用错的那些药

服用各种"增高药"。 大部分孩子的身高受遗传因素影响，小部分孩子受病理因素影响，可能需要使用生长激素帮助孩子长高。大多数孩子只要调节饮食、睡眠、运动等生活方式，饮食中摄入足够的钙、肉蛋鱼，补充维生素D；睡眠时间保证充足，每晚最晚10点上床睡觉；多户外活动，多做奔跑、跳跃类负重运动都会促进身高的发育，不需要额外补充所谓的"增高药"，这类产品一般不是药品，而是虚假宣传的保健食品。

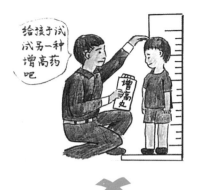

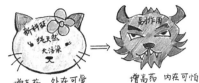

增高药 外在可爱　　　增高药 内在可怕

有些 标榜 "纯天然" "新科技" 的增高药中,含有
激素,健康孩子 长期服用可有严重的不良反应

滥用退烧针。发烧本身不是一种疾病，而是很多种疾病
都可能出现的一种症状，针对症状进行的治疗不能治愈疾病本
身，因此孩子一发烧就要求打退烧针是完全没必要的，反倒可
能会被滥用激素或者被滥用国外已经淘汰了的退烧针而给宝宝
身体带来伤害。

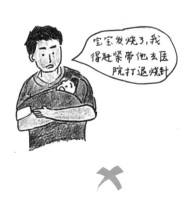

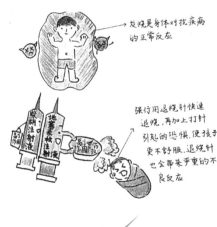

→ 发烧是身体对抗疾病
　　的正常反应

强行用退烧针快速
退烧,再加上打针
引起的恐惧,使孩子
更不舒服,退烧针
也会带来严重的不
良反应

把抗生素当成消炎药。 抗生素不等于消炎药！炎症可能是细菌感染引起的，也可能是病毒感染引起的，还可能是非感染因素引起的。青霉素类（如阿莫西林）、头孢类（如XX头孢，俗称"先锋X号"）、红霉素类（如阿奇霉素）、喹诺酮类（如XX沙星）、磺胺类（如复方新诺明）、庆大霉素等抗生素只能消掉细菌感染引起的炎症，消不掉病毒感染以及非感染因素引起的炎症。

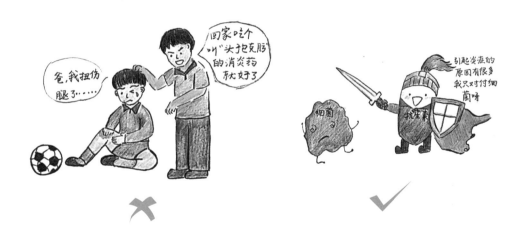

使用抗生素时见"好"就停。 一旦确诊细菌感染需要使用抗生素，一定要足剂量、足疗程地用。如果只是吃了一两天发现起作用就把抗生素停了，那么细菌可能就只是被抑制，并没有被全部杀死，在停药的期间，它可能获得变异能力后卷土重来，导致再用原来的抗生素就不起作用了。

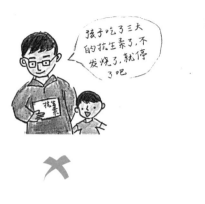

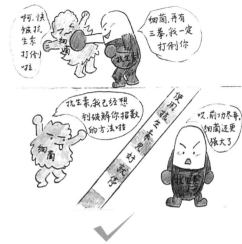

吃中成药防病治病副作用小。 中成药也是药，是药三分毒。当前中成药的说明书里常常写着"不良反应、注意事项、禁忌证尚不明确"，但尚不明确不代表没有副作用，只是它没有做过相应的人体临床试验，临床收集到的不良反应等信息也没有被更新到说明书上。因此，从安全用药角度讲，更推荐家长选择那些药品说明书上详细记载了禁忌证、不良反应、注意事项的药品，做到明明白白用药。

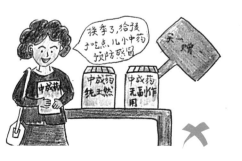

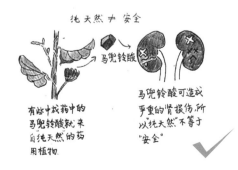

滥用小儿氨酚黄那敏类复方感冒药。儿童感冒多由病毒感染引起，一般病程5~7天，小儿氨酚黄那敏类复方感冒药属于治标不治本的药，不会缩短病程。另外，复方感冒药在儿童身上做的研究很少，通常根据成人剂量推算儿童剂量也不科学，无法保证用药安全。而且，复方感冒药成分复杂，多含抗过敏的扑尔敏、减充血的伪麻黄碱等成分，一旦过量可能致命。

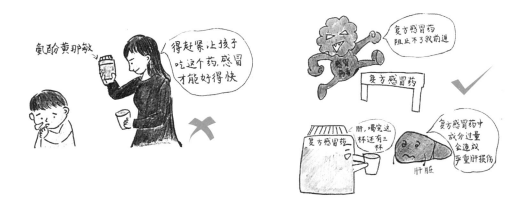

滥用抗病毒药。普通感冒虽然是由病毒感染所致的疾病，但临床广泛使用的抗病毒药无论是病毒唑（利巴韦林）、病毒灵（吗啉胍）、阿糖腺苷还是金刚烷胺，它们对感冒病毒都无效。要么耐药，要么不对症，国外早已经不用它们治疗普通感冒了。

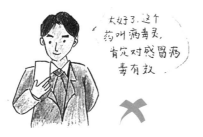

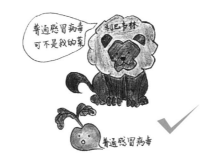

滥用免疫增强剂。免疫增强剂通常指从动物组织、细菌培养物、人血清中提取的生物制品，如丙种球蛋白。主要用于治疗免疫缺陷性疾病、恶性肿瘤及难治的一些感染。其作用时间短，需要反复用药。对于具有正常免疫功能的人来说作用不明显，而且还可能引起严重的不良反应。另外，羧甲淀粉钠、匹多莫德、脾氨肽等的免疫增强作用还都没有被大规模临床试验证实，不应被滥用。

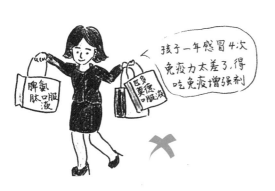

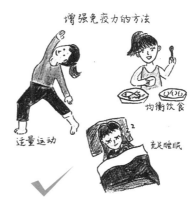

发烧、热性惊厥 | 感冒 | 咳嗽 | 急性喉炎 | 过敏性鼻炎 | 扁桃体炎 | 支原体肺炎 | 哮喘 | 便秘 | 腹泻、手足口病与疱疹性咽峡炎 | 湿疹、皮炎 | 疫苗 | 钙、铁、锌及维生素D的正确使用 | 海淘网红药 | 蚕豆病 | 药品的使用与保存

附录

不会使用眼药水。很多家长不知道怎么给孩子正确滴眼药水，通常学电视里的眼药水广告，直接滴在眼球上，这种滴眼药的方法是不科学的。正确做法应该是拨开下眼皮，拨开之后，眼球与眼皮之间形成了一个结膜囊，将眼药水滴在这个结膜囊里面，通常滴1~2滴就够了。同时按压内眼角2分钟以上，以防眼药水通过鼻泪管被"吃"到嘴里。

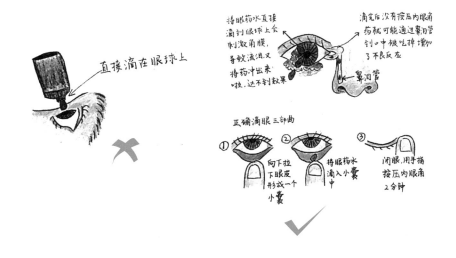

患湿疹时盲目拒绝使用激素药膏。"激素"二字容易让家长们联想到严重副作用，本能地选择拒绝。其实，通常只有长期大剂量口服或注射激素才会产生全身副作用，而治疗湿疹一般不主张使用口服或者注射的激素，外用激素药膏就能起到很好的治疗作用。而且，无论国内还是国外，治疗湿疹的首选药物都是激素药膏。

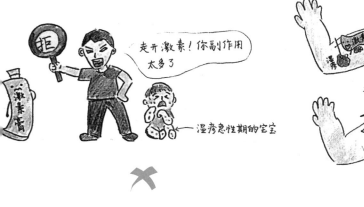

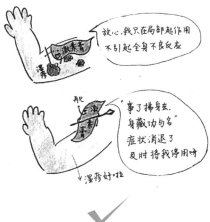

涂紫药水或红药水消毒伤口。红药水里面含有红汞，透皮吸收过多会对人体造成伤害。紫药水如果涂抹在破损的皮肤上，可能会留下斑点。轻微擦伤的话，通常不需要用任何消毒剂，只是用清水冲洗一下伤口就好。稍大一点的伤口推荐用温和的碘伏消毒，更大的伤口要及时就医做清创处理。

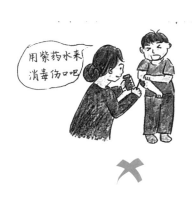

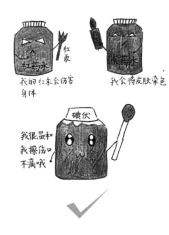

275